U0353036

十步驱散抑郁

〔美〕西蒙·A.雷戈博士
〔美〕莎拉·法德——著
陈书敏——译

认知行为疗法

台海出版社

图书在版编目（CIP）数据

十步驱散抑郁：认知行为疗法 /（美）西蒙·A.雷
戈博士，（美）莎拉·法德著；陈书敏译. -- 北京：台
海出版社，2021.5
书名原文：10 Step Depression Relief Workbook
ISBN 978-7-5168-2919-6

Ⅰ.①十… Ⅱ.①西… ②莎… ③陈… Ⅲ.①抑郁症
—行为治疗 Ⅳ.①R749.405

中国版本图书馆CIP数据核字(2021)第042900号

著作权合同登记号　图字：01-2020-5979

十步驱散抑郁：认知行为疗法

著　　者：〔美〕西蒙·A.雷戈博士 〔美〕莎拉·法德　　译　者：陈书敏

出 版 人：蔡　旭　　　　　　　　　　　　封面设计：刘　哲–NewJoy
责任编辑：徐　玥　　　　　　　　　　　　策划编辑：村 上 苟 敏

出版发行：台海出版社
地　　址：北京市东城区景山东街20号　　邮政编码：100009
电　　话：010-64041652（发行，邮购）
传　　真：010-84045799（总编室）
网　　址：http://www.taimeng.org.cn/thcbs/default.htm
E–mail：thcbs@126.com

经　　销：全国各地新华书店
印　　刷：唐山市铭诚印刷有限公司
本书如有破损、缺页、装订错误，请与本社联系调换

开　　本：880mm × 1230mm　　　　　1/32
字　　数：150千字　　　　　　　　　　印　张：7
版　　次：2021年5月第1版　　　　　　印　次：2021年5月第1次印刷
书　　号：ISBN 978-7-5168-2919-6
定　　价：42.00元

　　每天都有无数的人在与抑郁症做斗争——这是一种非常真实的疾病。幸运的是，现在有一个针对这个病症特别有效的治疗方法：认知行为疗法（Cognitive Behavior Therapy，CBT）。我对西蒙·A. 雷戈（Simon A. Rego）博士的工作成果钦佩多年，他和莎拉·法德（Sarah Fader）女士共同撰写的这本极具分量的指南书，提炼了这个经过验证的治疗方法的主要步骤。

　　认知行为疗法是我父亲亚伦·T. 贝克（AaRon T. Beck）在20世纪六七十年代发明的。自1977年第一次重大研究开始，全世界的研究者们就已经证明，认知行为疗法对各种精神疾病、心理问题以及与心理因素相关的疾病的治疗是非常有效的。一些前沿的心理健康服务机构至今仍将认知行为疗法作为治疗抑郁症的首选方案。

　　尽管如此，如何将高质量的认知行为疗法运用到患抑郁症的个体身上，仍是一个挑战。很可惜，许多临床医生并不使用认知行为疗法，或只使用认知行为疗法中少数几个方法。这也是为什么我和父亲于1994年在费城建立贝克认知行为治疗研究协会的部分原因，协会给来自地方、全国乃至全球的临床医生提供培训。

有效治疗方案的缺乏，恰恰说明了本书的重要性。这本书详细阐释了认知行为疗法的核心概念和策略，还谈到要结合正念（mindfulness）与接纳（acceptance）疗法，以及运动和健康饮食来阐述这一治疗策略。读者将会从中了解到抑郁症的性质和形式，评估抑郁症的手段、减轻症状的方法，以及其他有帮助的相关资源。在这一过程中，读者还会获得克服各种各样（心理）障碍的指导。他们将学会如何增强自己的积极性，辨识自身的问题，制订行动计划，以及抗击拖延症。这些信息中还掺杂一些病人的生活故事及案例，使得那些概念更容易被理解和运用。

无论是作为独立的医疗资源还是对治疗或其他护理的补充，这本书都是有用的。对于那些从抑郁症中康复的人而言，这本书也大有裨益。

不管你是因为何种原因发现这本书的，我都鼓励你把这本书从头到尾读一读，并练习每个方法。这样一来，你就能从这个近半个世纪的研究中获益。这个研究提出了很多策略和技巧，有抑郁症的人需要通过实际操作这些方法，来战胜抑郁症、保持健康。

朱迪思·S. 贝克（Judith S. Beck）博士

贝克认知行为治疗研究协会主席

宾夕法尼亚大学临床教授

大多数人在应对生活的压力和挑战时，偶尔会经历情绪波动和短暂的悲伤，这是相当正常的，但是抑郁症却是另一码事。与抑郁症抗争的人遭受了巨大的痛苦，并且在工作和学习上，在社交和家庭关系中，以及在他们的家庭责任里，都表现欠佳。当抑郁症是慢性的（长期的），且处于一个中等或严重的程度时，情况更为不妙。在这些情况下，抑郁症的严重性无异于其他任何疾病。然而不幸的是，由于它的发病证据无法用肉眼看见（像骨折就清晰可辨），抑郁症经常不被当成一种疾病。

现在是时候改变我们对抑郁症的看法了，应将它看作一种具有严重后果——甚至可能会致命的真实的疾病。实际上，世界卫生组织如今已将抑郁症列入世界上导致功能障碍的主要原因之一，并指出抑郁症是造成整体上全球疾病负担（global burden of disease）的一个主要因素。另外，最糟糕的情况是抑郁症会导致自杀。根据世界卫生组织的统计数据，每年有将近800,000抑郁症病人死于自杀（相当于每40秒世界上就有一个人自杀），还有更多的人正在试图自杀。

你若拿到这本书，可能是有抑郁的困扰，但是你并不孤单。据估计，全世界有超过3亿人患有抑郁症。在美国，抑郁症是常见的心理疾病之一，每年患抑郁症的人中约有1610万的成年人（占美国成年人数量的6.7%），约有300万青少年（占美国12至17岁人口数的12.5%），约有2%的学龄期儿童，以及1%的学龄前儿童。另外一个令人不安的事实是，抑郁症患病率似乎在新一代中逐渐上升，且发病年龄也更早了。对于女性而言情况更加糟糕，即女性抑郁症患病率是男性的两倍——而且这个2∶1的比率与年龄、种族、民族背景或社会经济地位无关。科学家发现在患有抑郁症的人群中，有几种身体系统运作方式发生了变化，这些变化不仅影响到身体健康，还会增加患疾病（如心脏病、糖尿病、中风等）的风险。

虽然目前已有一些解释抑郁症的病因的理论，但是专家们还是普遍认为，抑郁症是由一系列社会因素、心理因素和生物学因素在复杂的相互作用中导致的。例如，有些人经历了一些生活遭遇——比如失业、至亲的离世，或一次创伤经历，这些都有可能发展成抑郁症。而且抑郁症与其他疾病之间还相互影响（例如，心血管疾病可能会导致抑郁症，反之亦然）。

更糟糕的是，抑郁症会导致残疾（无能）和（身体）功能失调，这会让个体的生活状况变得更差，反过来，生活状况变差也会加剧抑郁症的程度。

虽然目前已经有很多有效的抑郁症治疗方案——比如，像认知行为疗法这样的心理治疗，以及像选择性血清再吸收抑制剂这样的抗抑郁药物治疗，然而世界上患抑郁症的人中不到半数（在很多国家，这个比例还低于10%）能够获得这些治疗。

影响有效治疗的因素，包括缺乏训练有素的医疗服务人员（这不仅会影响到医疗的介入，还会导致错误的评估和诊断），与精神障碍有关联的社会耻辱，以及治疗（药物和疗法）的费用。

鉴于前面所阐述的所有事实，本书的目的是通过提供基于认知行为疗法的一系列步骤去克服抑郁症的部分或全部难题。认知行为疗法是针对抑郁症治疗、主要基于事实证据的一种谈话疗法。同时，在书中我们还添加了一些关于如何停止拖延，练习感激和正念，以及如何培养健康生活习惯的内容。

我们相信，如果正确练习这些步骤，你将会获得一套技能，研究已经表明这套技能可以让患抑郁症的人感觉有所好转——无论是短期的还是长期的。这些步骤可能对那些比较轻微的抑郁症以及不太想用药物治疗的人（如儿童和青少年，或正在备孕的女性群体）尤其有帮助。

但是，在此过程中需要记住的重要一点是：尽管我们在本书中以一种简单的方式列出了这些步骤，但我们要明白，简单并不意味着容易做到。尝试这些步骤需要你有一定的积极性和信念。而积极性和信念有时候会摇摆不定，这是相当正常的——甚至在没有抑郁症的人身上也是如此。因此，在仔细阅读这本书的过程中，如果你有一个关系亲密的支持者，让他成为监督者（如会鼓励和支持你的人）可能对你比较有帮助，而不是作为你的治疗师（如一个训练有素的专业医生，可能会督促你的个人生活，给你一些建议，以及教给你一些技能）。因为研究表明，向另一个人汇报进度通常会提高完成目标的可能性。

此外，如果你想最大限度地让自己感觉变好，你还需要在你的思维方式和你爱好做的事这两方面之间灵活变通。要变得更好还需要敞开心扉和诚实——要思考一下，你一直以来的思维方式可能是不正确的（尤其是在你抑郁的时候），而且你一直以来的行为方式可能无法让你实现长期目标——还有一种所作所为与所想不一致的意愿。因为如果你一如既往，你很有可能无法走出之前的状态。

因此，我们强烈建议你暂时搁置任何潜在的疑虑并挑战自己，好好阅读这本书，一步步跟着书中的步骤来练习，看看会发生什么。我们已将这本书设计得非常易读，而且还有大量的实际案例（很多都是我们自己生活中的实事），还有一些工作表、名人名言，以及鼓励你开始做并坚持下去的例子。

请记住：抑郁症是真实存在的。它也很常见，并且还是一种严重的疾病。但幸运的是，它有极高的被治愈的可能。我们希望这本书能成为一个好的开端，给你提供帮助。

西蒙·A.雷戈，心理学博士

美国职业心理学委员会

认知疗法研究院

目 录

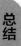

第九步 培养健康的生活习惯

第十步 练习感激，保持正念

总结 让这个疗法奏效

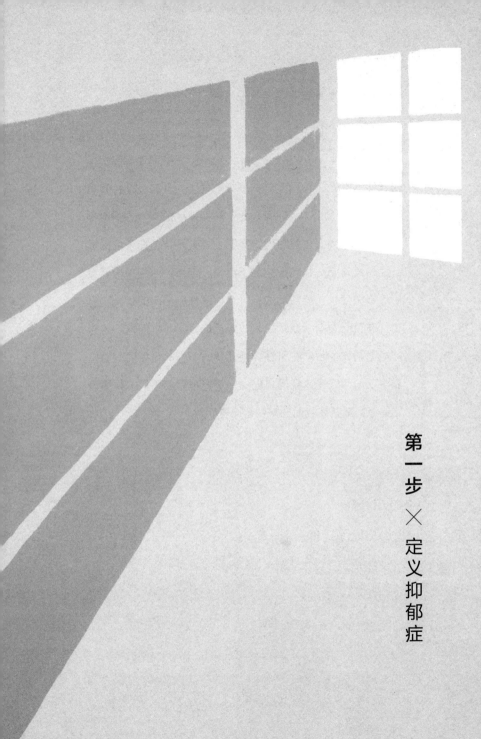

第一步 × 定义抑郁症

重度抑郁症（Major Depressive Disorder, 通常被称为"临床抑郁症"，Clinical Depression）不只是简单的忧郁或悲伤，而是一种可诊断的精神病理学的状态，这种状态因人而异。因此，我们有必要了解抑郁症最普遍的迹象和症状，这对我们也有帮助，实际上，这是抗击抑郁症的第一步：首先要对临床抑郁症下定义。深切关注临床抑郁症的迹象和症状，能帮助你更好地理解你所经历的状况。这也让你有能力向诊断医生复述自己的症状，以便他们能更好地帮助你。若你在讲述抑郁症状时，你的治疗师或医生能明白你的感受或经历，他们会更好地对症下药，帮你开始治疗抑郁。让我们先来看看这些症状。

抑郁症的心理症状

当听到"临床抑郁症"这个术语时，你可能会想到有如下症状的人——或许那个人就是你。以下这九个症状听上去是否感觉有点熟悉呢？

1. 一天中的大多数时间心情低迷沮丧

2. 对几乎所有活动的兴致大大降低

3. 体重有显著的下降（在没有节食的情况下）或增加，抑或是食欲明显不振或食欲大增

4. 难以入眠或嗜睡不起

5. 难以集中注意力或专注，常常有"脑雾"的经历（如记不住事情）

6. 时不时有死亡或自杀的想法

7. 有强烈的自责感或毫无价值感

8. 感到焦躁不安（如抖腿、坐立不安、绕手、踱步），或动作上明显比别人迟缓（如说话慢、走路慢）

9. 缺乏活力或者天天感到疲惫（如连洗澡或吃饭这样的小事做起来都倍感艰难）

这些临床抑郁症的症状在《精神疾病的诊断和统计手册（第五版）》（*Diagnostic and Statistical Manual of Mental Disorders: 5th Edition, DSM-5*）一书中都有列举，这本书为心理健康从业者诊断各种精神疾病提供了海量资源。请回到上面的九个症状，在你有所经历的某种症状旁边做记号。如果你一天中大多数时间有五种以上这样的症状，几乎天天如此，持续两周以上，那么你很有可能是患上了临床抑郁症。若是如此，你应该知道那多么让人身心俱疲。我曾经历过，也知道那种感受。以下是我在获得帮助之前与抑郁症相处的片段：

"我不想离开我的房间，因为起床、洗澡以及出门似乎都要费很大劲。我主动疏远了我的朋友，认为他们一定觉得跟我相处很累，既烦人又无聊。我发现自己总是反刍一些贬低自我价值的消极想法。我记事情变得很困难，曾经喜欢的事情也给不了我多少慰藉，诸如写作，和我的小猫小狗玩耍，或是唱歌。此外，我的食欲几乎荡然无存，只能强迫自己吃东西。"

这种经历熟悉吗？我的这些心理状态能让你有所共鸣吗？我曾和临床抑郁症打过交道。在那期间，我忘记了之前的生活给我带来过的快乐。我无法从各类事情中获得乐趣，这导致我缺失了参与日常生活的动力。我无法去联系朋友或某个援助机构。这只会让事态每况愈下，因为与人疏离会加剧抑郁症病情。

如果你正经历抑郁症的困扰，请努力记住，其实你并不孤单。还有很多人也因为抑郁症，无法进行最微小的差事。某种程度上，当你很想和朋友在一起，出去玩，享受并沉浸在一个你曾经喜欢的爱好中时，如果这些也会让你感到沮丧，就要意识到：你正在经历的是一个真实的医学上的心理失常状态，这导致你在某个时刻难以投入去做任何事。而这就是我想说的：尽管抑郁症可能是你此刻正经历的难关，但当你采取一些方法让自己好受些时，它就可以被克服。

我已经敞开心扉，和你分享了我与抑郁症相处的一个典型时期，现在请好好想想你经历过的那些症状，以及抑郁症如何影响了你的生活：

_____

_____

_____

_____

_____

注意！如果你长时间都有死亡、自杀、自残或其他紧急心理健康问题的想法，请放下这本书，直接拨打120，或去你当地医院的急诊室进行治疗。如有以上任何一种症状，说明你的心理健康问题亟须解决。记住，你的生命很重要，值得为之活下去。你还可以拨打自杀危机干预热线，从训练有素的医师那里获得保密的支援。

抑郁症的生理症状

忍受临床抑郁症是一种心理上的挑战，但它也伴随着很多身体上的问题。让我们进一步看看抑郁症会如何影响你的身体状况。以下是《精神疾病的诊断和统计手册（第五版）》中列举的抑郁症的生理症状，能否与你有所联系？

· 睡眠量太少（失眠症）或睡太多（嗜睡症）

· 低配能量或疲倦感

· 愈发躁动（抖动、坐立不安、绕手、踱步）或倦怠（说话慢、走路慢）

你是否经历过这些抑郁症的生理症状？请在下面的空白处列举出你所感受过的症状以及你通常的应对措施。

_____

_____

_____

或许这些抑郁症的临床表现太具挑战性，让你难以应对，但其实接受这个事实也无妨。坦然看待你的这段抑郁症经历，尽量不要做自我评判，真诚面对即可。

哪些人有患抑郁症的风险？

你可能已经听说过，大脑中的化学成分失衡会导致抑郁症。虽然这是一个被广泛接受的观点，但也备受争议。哈佛医学院（Harvard Medical School）在其官网上强调，抑郁症是一种极其复杂的疾病，无法归咎于某种特定的病因。很多因素都有可能导致抑郁症，包括但不限于基因、重疾、特定药物、情绪管理困难以及压力重重的生活事件。例如，经历家里亲人的逝世、离婚或某个创伤事件（比如曾遭受过身体、性或情感上的虐待）的人，通常会有抑郁症发病的风险。

很多时候，创伤幸存者不仅要应付抑郁症，还要应对创伤后应激障碍（PTSD）。有些抑郁症的症状和创伤后应激障碍类似，包括难以集中注意力、感觉到他人的疏远、无法体会到积极情感、睡眠障碍等。此外，抑郁症和创伤后应激障碍都会导致人对先前饶有乐趣的活动兴致阑珊，且对自身产生越来越多的消极思绪。

而有时候抑郁症并没有可辨识的病因。你若经历过，你就会知道这多么让人沮丧。然而，正因为你不知道是什么原因导致抑郁，才让抑郁症变得真实。抑郁症就像任何一种身体状况一样，都是有一定原因的，实际上我们只是不知道它是如何造成的。庆幸的是，即使不知道病因，我们却知道这是一种极可能被治愈的疾病。

抑郁症自评问卷

20世纪60年代，精神病学家亚伦·T.贝克博士率先提出治疗方案——认知疗法（Cognitive Therapy），也叫认知行为疗法。认知行为疗法的目的是帮助那些与消极思绪（如"我真是失败透顶！"）和适应不良行为（如睡觉太多，与朋友和家人疏远）斗争的人，这些都是临床抑郁症的典型症状。认知行为疗法可以帮助与这些想法和行为做斗争的人，通过传授一些新技能让他们好受一些。在了解到抑郁症发病从轻微到严重的不同时期有很多不同的迹象和症状后，贝克博士发明出贝克抑郁自评量表（Beck Depression Inventory），用以帮助人们评估抑郁症各种症状的严重性，识别他们抑郁症的程度。

后来还发展出很多抑郁量表和问卷。其中有些量表和问卷（像下面的这个问卷）与《精神疾病的诊断和统计手册（第五版）》中列举的抑郁症的九个基本标准相匹配。这个问卷可以让你了解被诊断为抑郁症的一些症状，你正经历的这些症状有多严重，以及抑郁症的整体影响或严重程度，从而帮你决定是否需要寻求专业的帮助。

下面的小测试是病人健康问卷：抑郁量表（Patient Health Questionnaire, PHQ-9）。现在让我们做一下这个小测试，更好地了解你当下的抑郁程度。每个问题有四个选项；在每个问题后面的画线处写上与你最相符的答案前面的数字。将来你还可以再次做这个测试——不管是基于读这本书时的正常状态，还是至少在读完本书并且完成所有练习之后的状态，看看你的抑郁程度是否有所变化。

病人健康问卷抑郁量表（PHQ-9）

前两个星期中，你多久经历一次以下问题的困扰？

这份抑郁症测试是自己打分的。分数等级详见测试末尾。

1. 做事情了无兴趣或兴致？ _____

一点也没有（0分）

几天前（1分）

超过一星期（2分）

几乎每天（3分）

2. 感到失落、沮丧或绝望？ _____

一点也没有（0分）

几天前（1分）

超过一星期（2分）

几乎每天（3分）

3. 很难睡着或无法深睡，或睡太多？_____

一点也没有（0分）

几天前（1分）

超过一星期（2分）

几乎每天（3分）

4. 感到疲倦或没有活力？_____

一点也没有（0分）

几天前（1分）

超过一星期（2分）

几乎每天（3分）

5. 没有胃口或暴饮暴食？_____

一点也没有（0分）

几天前（1分）

超过一星期（2分）

几乎每天（3分）

6. 觉得自己很糟糕——或觉得自己是个失败者或让你自己/家人
失望？_____

一点也没有（0分）

几天前（1分）

超过一星期（2分）

几乎每天（3分）

7. 很难在事情上集中注意力，例如看报纸或看电视？＿＿＿＿＿

一点也没有（0分）

几天前（1分）

超过一星期（2分）

几乎每天（3分）

8. 动作或说话太慢以至于他人都能察觉得到？或者相反——表现得太烦躁或焦躁不安以至于你特别反常一直走来走去？＿＿＿＿＿

一点也没有（0分）

几天前（1分）

超过一星期（2分）

几乎每天（3分）

9. 认为自己死了会更好，或想通过某种形式伤害自己？＿＿＿＿＿

一点也没有（0分）

几天前（1分）

超过一星期（2分）

几乎每天（3分）

分数统计：所有你所选的陈述前面的分数总和。将分数写在下面的画线处。（总分最高是27分，最低是0分）

我的分数：＿＿＿＿ /27

如何解读你在病人健康问卷抑郁量表（PHQ-9）中的分数：

0—4分：没有抑郁

5—9分：轻度抑郁

10—14分：中度抑郁

15—19分：中高度抑郁

20—27分：重度抑郁

如果第9个问题你得了除0分之外的分数，请立刻寻求专业援助。

得分在15—27分之间一般有必要进行积极的心理治疗、药物治疗，或两者结合。你的分数是否反映出你当下的情绪？是或否的原因为何？你得到的答案是否让你觉得惊讶？是或否的原因又是为何？将你对这些问题的回答写在下面：

_____

_____

_____

_____

找到你的问题所在

　　抑郁症可以在很多形式上以及以不同的严重程度体现出来，而且抑郁症可能还伴随出现一些状况，诸如恐慌症、焦虑、注意力不集中症以及物质滥用障碍，这些都是抑郁症的子类型，在这个小节，让我们先来看一下当人们听到"抑郁症"这个术语时通常会想到什么情况。这些情况包括重度抑郁症（又称作"临床抑郁症"）、精神抑郁症（持续性抑郁症）、躁郁症以及产后抑郁症。无论你正应对的是哪种具体类型的抑郁症，使用这本指南书都会对你大有裨益，帮助你在黑暗中看到希望。

重度抑郁症（临床抑郁症）

　　有重度抑郁症（也被称作重性抑郁症或临床抑郁症，有时简称为抑郁症）的人表现为情绪低落，对日常事务参与的欲望降低。但要诊断为临床抑郁症的话，这种情绪或欲望方面的变化须持续至少两周以上，且伴随其他几种症状（如前面提到的心理或生理症状）。沮丧或低落的情绪及其导致的行为，明显不同于他们在感觉最佳时的表现。

而且临床抑郁症患者一定会反映抑郁症给他们的工作生活、与朋友的社交关系、家庭责任或学术生涯带来了很多问题。情绪上的显著转变无疑会改变他们的行为方式。例如，一个有重度抑郁症的学生，可能会注意到自己的成绩急剧下滑，同时这个学生可能会因婉拒一些社交邀请而与朋友疏远。

持续性抑郁症（精神抑郁症）（Persistent Depressive Disorder, also called Dysthymia）

持续性抑郁症，也叫精神抑郁症，它的症状与重度抑郁症相似，但每次会持续几个月的时间。这些症状一般比较轻，但影响一个人的时间一般会持续几年以上。患有精神抑郁症的人所经历的抑郁症状强度在几年间大有不同，然而，一些特征——自尊心低、睡眠障碍、精神不振或疲倦、食欲变化、注意力不集中以及无望感等，不完全是两个多月前才出现的。精神抑郁症可能在经历低等级的抑郁感觉时，会伴随一次严重的抑郁发作。在这种特殊情况下，通常叫作双重抑郁症（Double Depression）。

双相型障碍（Bipolar Disorder）

双相型障碍（原来被称作躁郁症）涉及显著的情绪波动，伴随行为变化，从极度兴奋到全然绝望。"双相"的字面意思是"两种极端"，换句话说，就是两种截然相反的情绪。"向上型"的情绪指的是躁狂状态（双相 I 型）或轻度躁狂（双相 II 型）发作，而"向下型"情绪指的是抑郁发作。当患有双相型障碍的人情绪"正常"或"稳定"时，他们在经历一个间歇期——尤其是在接受药物治疗或疗法治疗时。

不像大多数人所想的那样，并非每个患有双相型障碍的人都会有蓄势待发的躁狂。患有双相Ⅱ型的人处于"向上型"情绪时只是有轻微躁狂（温和的躁狂），这种躁狂程度还没有严重到影响他们的社交或工作，或需要入院治疗。实际上，双相Ⅱ型有时会有积极感受，他们可能会有一段比较积极的时期。不幸的是，轻度躁狂的开关会突然关掉，演变成抑郁。

产后抑郁症（Postpartum Depression）

产后抑郁症是抑郁症中相当常见的一种形式，影响了九分之一的产后女性。那些有产后抑郁症的人有很强烈的感受，要么是悲伤，要么是极度焦虑。她们可能会感到身体上和心理上的完全疲惫，这种状况会影响她们照顾自己和孩子。产后抑郁症并不是一个新妈妈自带的，它像其他形式的抑郁症一样，都是有具体原因的，并且需要一定程度的关心和照顾。

抑郁症及其共存状况

有抑郁症的人可能还会经历以下一个或多个共存症状。例如，焦虑可能是一个与抑郁症紧密相关的常见状况。你感觉你是否经历过任何这些共存状态？如果没有，你认为哪种状态对你而言是挑战？

焦虑（Anxiety）

令人不安的想法、紧张感以及局促感都是焦虑的症状。在生命中，我们会时不时感到焦虑，但如果它占据了你的日常思绪和行动，就说明它成了一种焦虑障碍。如果你有焦虑障碍，你可能经历过似乎突然降临的极度恐惧的感觉，这通常被称为惊恐发作或焦虑发作，我们接下来会讨论到这一点。关于焦虑，莎拉的治疗医师告诉她，抑郁症和焦虑就像是一个硬币的两面。这也让她明白自己的状态：在一段时间的抑郁之后，她发现自己的情绪开始转向焦虑。

注意力缺陷多动障碍（Attention–Deficit Hyperactivity Disorder, ADHD）

对一个有注意力缺陷多动障碍的人，我们常常有比较老式的刻板印象：一个小孩满教室乱跑，不能安静坐好专注听讲。如今我们知道，注意力缺陷多动障碍还会影响青少年以及成年人。这个障碍的症状包括注意力不集中（难以集中注意力，学习/工作表现差，时间观念糟糕）、极度活跃和冲动（烦躁不安，讲话过多，打断别人）。有这些症状可能会导致有抑郁感觉，因为周围若有这些行为发生，其他人可能会与之保持距离。这会导致那些有注意力缺陷多动障碍的人感到不被理解，孤独，甚至抑郁。

（注意：重度抑郁症的人很少会有注意力缺陷多动障碍。这在一般人身上比较常见）

惊恐性障碍（Panic Disorder）

这个障碍的特征是反复的惊恐发作，突然有强烈的恐惧或恐慌，很难找到惊恐发作的原因。症状包括呼吸短促、出汗、发抖，甚至感觉死亡将近。若有持续性的惊恐性障碍而不接受一个心理健康医师的治疗，它会影响这个人的生活质量。有惊恐性障碍的人有时会自我孤立，因为他们感到不被理解，担心被评判，或惊恐发作时害怕在别人面前做尴尬的事。这种自我孤立感会导致有抑郁感觉。当莎拉经历惊恐发作时，她确实感受过不被理解，甚至觉得怪异。但如果你受到惊恐性障碍影响，如今有很多办法可以帮助你缓解状况。请去看医生或心理健康医师寻求帮助；你没有必要让自己生活在恐惧中，你若不在意，它将会袭击你。

季节性情绪失调（Seasonal Affective Disorder, SAD）

季节性情绪失调，英文名称的缩写是一个SAD（悲伤），嵌套在抑郁症的诊断中［指的是在《精神疾病的诊断和统计手册（第五版）》中没有将其列为一种特别的情绪失调］。如有季节性情绪失调症，抑郁症的发作则呈现季节性特点。例如，如果你有季节性情绪失调症，你可能会在春天和夏天感觉良好，但在秋天情绪特别低落，甚至一直延续到冬天。在极少情况下，有季节性情绪失调症的人会在夏天的时间经历抑郁状态。如果你只是在冬天的月份有典型的抑郁症状，那么你可能就有季节性情绪失调症。

你是否对上面这些伴随状态中的任何一种感到熟悉？如果有，请在下面的空白处回想经历这些共存状态的时刻。如果你怀疑自己有以上这些问题，但尚未确认，最好是与你的医生或心理健康医师讨论你的症状。

_____

_____

_____

　　产后抑郁症并不只有一个致病原因，它可能是多种心理上和身体上的因素引起的。生完孩子后，女性的雌性激素和黄体酮以及甲状腺激素都急剧下降。这些激素的降低会影响一个新手母亲的兴趣和能量级，这可能是导致产后抑郁症的一个因素。然而，根据《精神疾病的诊断和统计手册（第五版）》，近50%的产后抑郁症在生产前就开始发作，有时候也叫围产期抑郁发作（Perinatal Onset）。无论你在成为母亲的哪个阶段，不要忽视这些真实的感受。与你最有关联的是哪种类型的抑郁症？如果你要向一个不太了解抑郁症是什么感觉的人描述你的抑郁状态，你会怎么描述？请写在下方：

_____

_____

_____

回顾

　　这一章讲到了不同形式的抑郁症以及如何识别抑郁症的迹象和症状。抑郁症康复治疗的第一步是将其去神秘化，我们已经开始做了。在第二步中，我们将细究一种积极治疗抑郁症的疗法，即认知行为疗法，前面也已经提到过。认知行为疗法帮助很多人冲破了抑郁症沉重的藩篱。同时，请想想你从这一章中获得了什么启发，并在下方写下来：

_____

_____

_____

作业

如果你开始控制你的抑郁症，下面是一些具体的任务：

你经常经历的抑郁症状是什么？

_____

_____

什么能够让你从这些症状中有解脱感？

_____

_____

监控你一整天的情绪——有人在早上心情低落，而有人是在晚上感到悲伤。什么时候你觉得抑郁感觉最强烈？

_____

_____

当你开始感到心情低落时，请给你的一个家人、朋友或你认识且信任的人打电话。接触他人能让我们获得支持和鼓励，并且对未来更抱有希望。请在下面列一个你会打电话的人员名单，以及他们的电话号码。

_____

_____

_____

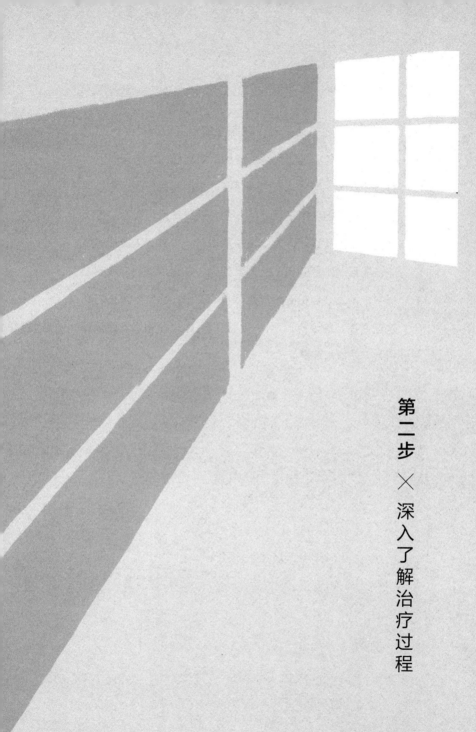

第二步 × 深入了解治疗过程

莎拉怀她的儿子时，在医生的监督下选择停止服用抗抑郁处方药。她想尝试另一种针对自己的焦虑和抑郁症的治疗方法，但是她又想确保在怀孕期间保持健康的心理状态。于是她决定在当地的一个诊所尝试用认知行为疗法来治疗。她从认知行为疗法中获得了一套具有实操性的技能，能帮助她控制自己的抑郁感受。在运用这些方法的过程中，她发现自己的感觉比预料的要好。第二步讲述的就是这个疗法的治疗过程——让我们一起来探索如何用认知行为疗法抗击抑郁症。

认知行为疗法

认知行为疗法，或简称认知疗法是在20世纪60年代发展出来的，从那时候开始，就帮助了很多人克服各种各样的挑战。

在对认知行为疗法的源头进行回顾之前，我们想向你保证的是，这个治疗方法能够帮助你缓解你的抑郁症和焦虑症状，就像莎拉的情况一样。

每日科学网上一篇2015年的文章中的一条关于药物治疗方法的证据审查显示，认知行为疗法可以被视为一种与抗抑郁药一样有效的疗法。

这个疗法的目标是帮助你建设性地应对看似压倒一切的挑战。你会获得一些方法去对抗消极思绪。在参与的过程中你不仅会开始感觉抑郁感减少，还会开始注意到你越来越自信，越来越有成就感和力量，这些都会有助于你防御未来抑郁症的发作。

简要回溯

如我们在前面章节所提到的，20世纪60年代，亚伦·T.贝克博士在进行一系列实验，都无法验证当时关于抑郁症流行的（精神分析的）理论之后，发现了认知行为疗法。

当时所有优秀的科学家都在场，当贝克博士的假设没有奏效时，他发明出另一种理论。

这让他发现了一个现象，抑郁症患者的思维方式中整合了一些扭曲、消极的思绪和观点，这在本质上是"自动产生的"（例如，常见于他们的即时反应之外）。在深入了解这些思绪的潜在影响后，贝克发现，处理这些想法将会在成功治疗抑郁症中发挥重要作用，因此被称为认知疗法。

贝克还发现思维（thoughts）与感受（feelings）之间有明显区别。实际上，他用自动思维（automatic thoughts）来阐释，一种情绪化的思维如何没有预兆地潜入一个人的内心。

举个例子，你上班迟到了被训斥。你的自动思维会是"我的老板会认为我不可靠"，以及"我什么事情都做不好"之类的。这些思绪会让你产生很多强烈的感受，这种情况中，可能是羞愧和悲伤。

贝克发现，他的病人经常意识不到这些自动思维，但是经过实践，他们能学会辨别这些思维，并在治疗师的帮助下重塑这些思维。贝克提到，如果一个人持续不断地感受到情绪失调，那么他们可能当时大部分思维都是消极的。

贝克注意到，让病人注意这些想法对他们深入了解自己非常重要。一旦自我意识到这些问题，他就能够学会如何抗击这些消极思维和感受，过上更健康的生活。发现这点后，贝克开始发展认知行为疗法模式。

你有过自动思维吗？如果你此刻还不能辨别，也没关系。当你跟着这本指南书一步步深入后，你自己就能意识得到。现在，"听听"你自己的思维，如果你能辨别任何消极思维，请将那些思维写下来：

认知扭曲（Cognitive Distortions）

识别认知扭曲或你思维方式中的误区，是认知行为疗法中不可或缺的一部分。你是否意识到你的想法是扭曲的？下面是认知扭曲的一些常见类型和例子。如果你的状况与这些例子有所联系，请在它们旁边做标记，并且最后记下来。

过滤（Flitering）：主要是认同一个情境中的消极方面，并过滤掉积极方面。举个例子：你在课堂上看同学们相互评议论文的意见时，关注的是某一条批评性的评论，而不是大多数较为积极的评论。

非黑即白思维（Black-and-White Thinking）/非此即彼思维（All-or-nothing Thinking）：这种思维方式，没有中间地带。你要么站在这边，要么站在另一边。举个例子：在一次有十个问题的测试中，你得到90%的分数。但你认为自己完全失败了，尽管你答对了九个问题。

过度概括（Overgeneralization）：这类思维方式仅靠一条证据，就认为适用于其他所有情况。过度概括时，你会认为某件事做错了，所有的事情就会无穷无尽错下去。举个例子：你因为公司裁员而丢了工作，但一直坚信你的下一份工作以及往后的每份工作都会遇到这样的情况。

妄下定论（Jump to Conclusion）：当你在没有任何证据支撑相信某事时，就是在妄下定论。举个例子：你还没有从朋友那里获得消息，就认为这个朋友生你的气了。你的朋友还没有表达过这个意思，但你就是"知道"他在生气。

小题大做（Catastrophizing）：在这种情况下，你预测会有糟糕的事情发生，你认为会遇到最糟糕的状况。举个例子：你在一个集体剧中扮演一个角色，马上要上舞台了，而你在想："我快忘记所有的台词了。"

个人化（Personalization）：这指的是在某个负面的外部事件中，你认为自己是罪魁祸首，但这个事件中你并不负主要责任。举个例子：对于一次进展不是很顺利的约会，你认为一定是你自己的过错所导致的（而没有考虑到你们两个人只是不合适或者另一方也有责任）。

控制谬论（Control Fallacies）：这指的是你认为你是外部力量的一个受害者，诸如宇宙或命运。你可能会觉得你正在因为某事而被惩罚，虽然你并"没有做错什么"。举个例子：你丢失了一份重要的文件，认为应该怪罪于这个世界或某种力量，因为你被无法控制的某物给诅咒了。

公平谬论（Fallacy of Fairness）：在这种认知扭曲中，当事情没有如你所想的那样发展时，根据你对公平的理解，你可能会觉得你正因某个原因而被不公平对待。举个例子：列车延误导致你上班迟到。你的主管谴责你，你的心情沮丧，你觉得因为列车延误而让你受批评，这不公平。

责怪（Blaming）：这种思维让其他人也为你的痛苦负责。例如：你和你的伙伴争论，并责怪他让你自我感觉糟糕。

理应（Shoulds）：这种思维认为某件事或某个人，包括你自己，应该是某种状态。

莎拉的治疗师说过："不要总认为你自己应该如何如何。"她笑了，但这句话说得不错。也有人称之为"强迫执行症"。当你认为你应该做某事或应该是某种状态时，往往是因为你觉得自己哪里做错了。举个例子：你认为你应该在空闲时去购物而不是看电视，那么你在看电视时会感到愧疚。

情绪推理（Emotional Reasoning）：这种认知扭曲是当你有某种感受时，就认为这种感受是一个事实。举个例子：坐飞机时你感到害怕，然后认为因为你害怕，所以飞机有什么问题。

变化谬论（Fallacy of Change）：你认为如果你极力要求他人做出改变，他们就会改变。一个人只要想改变就会做出改变。举个例子：你在跟一个药物滥用者交往，你相信只要你极力要求他清醒，他就会变得清醒。

贴标签（Labeling）：这种思维是对自己或他人进行无用的过度评价，诸如"我是一个失败者"或"她是一个坏人"等。举个例子：你将你的同事认定是一个"彻头彻尾的傻子"，因为他犯了一个错误。

总是对的（Always Being Right）：这种思维是认为只有自己的观点才是对的，没有犯错误这个选项。曾经有一段时间，莎拉学到一点："每个人都有权发表自己的观点。"

现在，当莎拉认为自己是"对的"时，她意识到除了她的观点外竟然还有其他观点。举个例子：你与一群朋友争论一件事，他们的观点都与你不同。你不能理解为何他们都错得如此离谱。

根据自己的情况，在以上认知扭曲的情况中打钩，看看自己都有哪些问题。请在下面空白处，写下那些经常困扰你的思维，以及你如何使那些思维好转。

_____

_____

认知行为疗法的基本准则

认知行为疗法最基本的准则是，你的思维和感受是相互影响的。这个观点是为了区别你的思维和感受，然后开始评估你思维的有效性，以改变你的感受和行为。

下图基于贝克博士的认知模型，揭示了认知行为疗法隐藏的前提。在任何情况中，你都可能会有一种自动的思维，随后做出情绪、行为或心理方面的反应。

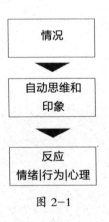

图 2-1

认知行为疗法的目标是将这种情况分解成更小的碎片，这样你会有最理智的反应。

认知行为疗法是流动的

在认知行为疗法中，你可能在生活中的某一个领域忙活，而后发现你需要开启另一个领域才能解决发生在你面前的一个状况。

借助这种灵活的治疗过程，你可以轻松地从一个人生问题转向下一个或者回溯到上一个问题。

认知行为疗法与信任配合最佳

信任在这个治疗过程中非常重要。你需要在一定程度上相信认知行为疗法是有效的，这样你参与这个治疗才会看到实际的成效。不管你将对谁敞开心扉，他可能是一个朋友或一个治疗师（或者甚至是你自己），重要的是你要能相信那个人。如果你在表现出自己脆弱一面时足够自适，效果就会更好。

如果你能和一个医生合作（我们知道由于种种原因这不是很有可能），信任一个心理医师，能让认知行为疗法更见效。客户与临床医生的共同努力是非常重要的。除了其他各种形式的谈话疗法外，认知行为疗法还依靠你和医生之间的配合。为了让医生发挥最好的作用，你也需要有意识地靠自己努力。你和医生之间需要相互信任。

认知行为疗法强调具体目标

与某些形式的治疗方法不同的是，认知行为疗法需要你形成清晰且聚焦的目标。例如，如果你的抑郁症让你无法尝试一些新事物，比如一堂课，那么认知行为疗法的目标将会帮助你将这一堂课分解成很多更小的步骤，比如先在你所在的地区寻找一些课程，然后再决定哪一天比较适合你去上课，等等。如果你能坚持去上课，那么你的目标就实现了。在治疗过程中，你可以有一个主要目标或你想要制定的多个目标。认知行为疗法可以帮助你扩大视野，通过渐进式或即时性地同时解决多个问题，但它通常是分阶段一步步进行。

认知行为疗法根植于当下

认知行为疗法往往聚焦于"当下"所发生的事情，而不是去挖掘过往经历。它提出导致一个问题的原因可能与让问题持续下去的原因是不同的。因此，它会提供一些方法让你关注你当下可能在想或在做的会让你持续抑郁的事情，而不是让你审视导致你抑郁的"过往"。这就需要你在当下采取行动，做出改变，这不仅能让你在现在感受好一点，还可能让你未来感觉更好。这并不是说，回望你的过去没有用处，或叫你永远不要回忆过去，只是认知行为疗法不是这样切入而已。

认知行为疗法提供简单的方法

自我监控表和思维记录表（后续章节中有具体介绍）能帮助你追踪记录相关情绪和行为活动，反映你的思维类型。这些方法能帮助你尝试改善自己的情绪，无论你是否已经深入了解治疗过程。当你已经学会并在实践中运用这些治疗流程，你将来还会用这些珍贵的方法来防止自己在任何时刻坠入抑郁的阴霾，让心情好起来。

认知行为疗法是短期的、直接的且聚焦的

在治疗过程中，认知行为疗法的特点在于它只发生在三到六个月。如果你想回溯或温习你所学习的方法，复习有挑战性的情景，或为下一次即将来临的压力源做准备，认知行为治疗师都会欢迎你回来，参加一些"强化课程"或"进修课程"。如果你选择在一个诊所中进行这个治疗过程，你就会知道接下来发生的事情。你和你的治疗师会共同处理你正在做的事情，以及讨论每周你该完成的相关作业。这本指南书是这个疗法的一个补充，或者你可以先把它当成一个独立的资源来使用。然而，需要提醒的重要一点是，你会有很多作业要做，因为学习新技能时，作业练习是非常关键的。

在上面所讨论的认知行为疗法的基本准则中，哪些最吸引你？为什么？

_____

_____

_____

若你能掌握一些认知行为疗法的方法，你就能够更好地独自面对日常中的一些挑战。然而，如我们前面提到的，生活有时候不尽如人意，抑郁症可能会悄然降临。如果你遇到挫折，没关系，你可以经常温习之前的做法，或去重新学习上一次认知行为疗法的进修课程，这都能帮助你渡过那段困难时期。

其他类型的治疗方法

自20世纪60年代以来，认知行为疗法已经帮助很多人成功克服了抑郁症和其他情绪问题，这是莎拉在困难时期必选的方法。然而，其他人可能也会找到另一种他们感觉良好的治疗方法。让我们看看其中的几种：

人际心理疗法（Interpersonal Psychotherapy），这是另一种非常好的治疗方法，也是首个被证明能有效抵御抑郁症的疗法，而且它一直用来对付焦虑失调和饮食失调。与认知行为疗法相似，人际心理疗法也关注当下所发生的事。还有一点相似之处是，人际心理疗法通常涉及比较有限的疗程。然而与认知行为疗法不同的是，人际心理疗法认为，尽管抑郁症可能不是因人际交往导致的，但发生在一段人际关系中的事情会引发或加重抑郁症病情。此外，人际心理疗法还提到，抑郁症一般对人际交往有消极影响。因此，人际心理疗法要解决的人际问题是那些看似对引起或延续抑郁症最重要的问题。这些问题包括：与他人发生争吵，影响人际关系的生活变故或转变，因失去一段关系而产生的不能自已的悲伤，以及一般性的人际关系匮乏。在这种形式的治疗中，临床医师帮助抑郁症患者学会具体的社交技能，让他们能在生活中与他人建立起长久的关系。

辩证行为疗法（Dialectical Behavioral Therapy, DBT），与认知行为疗法相似，辩证行为疗法是一种改良后的行为疗法，但相较于认知行为疗法强调挑战和改变消极思维模式和行为，辩证行为疗法强调的是用辩证的态度去平衡面对变故时的心态。辩证行为疗法不仅沿用传统的认知行为疗法，还加入了其他方法技巧（比如正念、接纳以及忍受不幸），以帮助人们接纳不适的思绪、感受以及行为冲动。这种形式的疗法一开始是为了给一些有边缘性人格障碍（一种可诊断的心理障碍，特点是不稳定的情绪、行为、自我形象和机能）的人提供一些方法，以帮助他们应对自杀倾向以及想要沉浸在自残行为中的冲动，如割伤自己。然而，如今的辩证行为疗法还被用来治疗其他心理健康疾病，比如躁郁症、饮食障碍、瘾症、焦虑障碍，当然还有抑郁症。

精神动力心理疗法（Psychodynamic Psychotherapy），关注一个人的过往经历以及那些经历如何作用于当下。在这种形式的治疗中，治疗师一般通过提问题的方式来帮助病人在自身中寻找答案。精神动力心理疗法能让当事人感到自如，因为他们能够畅谈心中所想。而治疗师的工作是帮助让这些自由流动的思绪能够生成见解以及做出改变。

　　行为激活（Behavioral Activation, BA）是一种短期疗法，一般持续在20到24个疗程之间。治疗师帮助他们的委托人找出使委托人做出改变的奖励或激励因素。行为激活教会我们，如果我们能改变正在做或不再做的事情，我们就有力量去改善我们的整体情绪。行为激活使用的一个方法是，将事情分解成一些小一点的步骤。例如，如果你想要起床，第一步应该是把你的脚放到地板上。我们将在第八步（章）中更加仔细地谈谈行为激活如何帮助抑郁症患者走出困境。

　　基于正念的认知疗法（Mindfulness-based Cognitive Therapy, MBCT）是认知行为疗法的一种，特别强调的是正念。这个疗法已经成功治愈了几种慢性抑郁症的发作情况。这种疗法的形式结合了认知行为疗法中的方法和正念练习，比如冥想。病人能从中学会将他们的思绪从情绪中摆脱出来的方法。这种疗法的依据是约翰·卡巴金（John Kabat-Zinn）的研究成果"基于正念的减压"项目。

　　接纳与承诺疗法（Acceptance and Commitment Therapy, ACT）的目的是改变使人们感到恐惧的思绪与感觉之间的关系。接纳与承诺疗法帮助人们正视他们的恐惧，并接纳这些恐惧的本来面目。它利用正念和接纳来实现这些目标。病人学会不再逃避恐惧，转而学会更好地理解这些恐惧。委托人有清晰的想要实现的行为目标。接纳与承诺疗法用于治疗很多心理健康疾病，包括抑郁症。

认知行为治疗心理分析系统（Cognitive Behavioral Analysis System of Psychotherapy, CBASP）糅合了认知行为疗法和人际心理疗法两种模式的元素。换句话说，这是一种折中的治疗模式。它的观点是，一个长期患有抑郁症的人会经常感受到自己与周围的环境和社交场合格格不入。于是就导致他们的人际关系受损。认知行为治疗心理分析系统旨在帮助人们形成和维持与他人之间的稳固关系。治疗师帮助他们的委托人练习移情（同理心），改变他们与他人相处的方式，这样他们就能够形成一段长期的友谊或爱情关系。他们能够努力从与社会动态变化相关的创伤里恢复。认知行为治疗心理分析系统包含三个主要方面：（1）情景分析，治疗师让委托人认识到他们的行为如何影响他人，帮助他们改变自己的行为；（2）人际分辨练习，将创伤性的关系模式与成功的关系进行比较；（3）行为技能训练/演练，委托人要学会以健康的方式自信地与他人相处。

回顾

　　刚开始深入了解治疗过程时你可能会感到气馁，但在看完并做完本章的练习后，你会对一些可行的治疗方案有更好的理解。你甚至还懂得在阅读这本书的同时开始运用认知行为疗法。如果可行的话，请考虑与一个治疗医师合作。我们知道，当你感到抑郁时，你会觉得被压得喘不过气来，难以去寻求帮助，但是一旦迈出这一步，找一个能了解你的专业医师，之后你会很高兴这样做了。你认为治疗对你有用吗？如有，是什么原因呢？若没有，又是什么原因？

　　—————————————————————————

　　—————————————————————————

　　—————————————————————————

　　当你开始使用认知行为疗法时，你可能会感觉这个过程进展缓慢——你的感觉是对的。学习一项新的技能需要一定的时间。想想你学一门新的语言或新的乐器所花的时间——至少需要几个星期的积极训练。坚持住，后面会变得轻松，你会开始有所改变，在以可能想象不到的方式成长。同时，思考一下你从这一章中受到了什么启发，在下面写些感想：

_____

_____

_____

作业

现在到自我检验的时候了，来看看你的感觉如何——以及你在想些什么。请记住，无论你感受到什么，它都是真实的，你有权利那样去感受。但是你所感受到的与所想的是有关系的，可能有一些认知的扭曲或无意识的思维在影响着你的思考和感受方式。这里有一些方法可以帮你去解决问题，但如果此刻你觉得有困难的话也不必太担心。跟着这本指南书继续练习下去，你还有很多时间：

练习留意你的无意识思维。这只是让你有意识地"倾听"你的思维。倾听你在一天各种情景中的思维，并在下面写下你注意到的情况：

_____

_____

_____

你能辨识自己的感觉和行为受到认知扭曲影响的具体时间

吗？这些不正常的想法是在什么情况下产生的？

_____

_____

_____

　　你最常用到的三种认知扭曲是什么？你觉得为什么是这三种？

_____

_____

_____

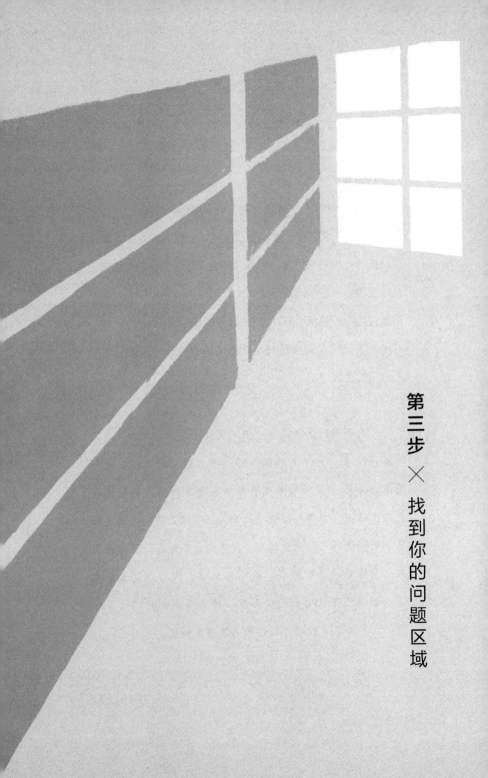

第三步 × 找到你的问题区域

认知行为疗法是以目标为导向的，但在你设置现实的、可实现的目标之前，有必要确定你想要改变的问题区域。这就是你将在第三步要做的工作。这一章的内容会谈到人们在治疗抑郁症时的一些常见问题。我们会谈到如何应对你的"内在批评"的声音，如何处理生活中的重大变化，如何改变持续存在的消极思维，等等。阅读过程中，你要有意识地寻找是哪个领域的问题导致你出现困难的情绪和行为。那个你最有共鸣的领域可能就是你接下来想要重点攻破的地方。

　　为了让你了解莎拉与抑郁症抗争的细节，下面是她个人日记的选段：

　　"我已经睡得很晚了，但晚上我还是很难入睡。我没有睡得过多，也不是睡眠不够。早上醒来的时候，我总是不想下床。我的脑海里有很多思绪在奔腾，感觉像是焦虑在暗涌，但那些思绪把我淹没，而我无法辨认出是什么。我尝试将它们抛至脑后。我强迫自己起床，虽然很艰难，起来后接着吃早餐。我不想洗澡，因为感觉太艰难了，但我还是让自己走进浴室。什么事都感觉'出了问题'，甚至不管我以什么方式来做都是如此。"

在这篇流水账日记中，莎拉经历的就是抑郁症的症状，但她不确定是什么原因导致的。最好的方法是在治疗的过程中开始注意这些思绪，在这种情况下，她会试图推开这些思绪，自此她从中收获良多。

随着本书内容的展开，我们将鼓励你继续留意你的思绪，并且不断给你相关的建议。我们的目标是帮助你客观地看待这些思绪，让你可以渡过难关，感觉好受些。是的，在抑郁症发作的中期，你也有可能感觉好转。

在第二步中，你已经了解到，认知行为疗法的一些方法技巧可以帮助你从抑郁症中获得解脱。但开始使用那些方法之前，你需要明确与你的抑郁症有关的核心问题是什么。这点是非常重要的，这样你才能知道在你抑郁的时候要设定什么目标。我们接下来还会在这一方面继续探索，但可能你现在已经清楚你的核心问题了。若是这样，请写下来：

_____

_____

_____

你的核心问题是什么

不同的人在抑郁症中的抗争是不同的领域问题。对于某些人来说，一个显著的感受可能是孤独，而对于有些人而言，人过度工作可以避免情绪低落。因此，深挖导致抑郁症发作或使抑郁症加重的原因是非常重要的。接下来让我们看一些常见的因素。

外在因素

当你莫名感到低落时，或许很难找到原因。如果你正在经历一次抑郁症发作，一个好的开端是问你自己："生活中发生了什么事让我有这种沮丧的感受？"有的时候，抑郁是由于一些影响你情绪的外在因素导致的。

想一想那些最近或过去导致你有抑郁经历的情境。当你对自己的思绪和感受进行分析时，就可以找到一个常见的与环境有关的主题。触发抑郁症的情境包括：

· 在工作中、在家里或学校里过得不如意

· 工作中或学校里一次即将来临的演讲展示或回顾

· 与挚爱之间的一次意见不合或争吵

· 重大生活变故，诸如离婚、孩子离家出走或家人去世

· 创伤性经历

然而，请注意，经历一些看似"积极的"生活事件之后也有可能出现抑郁情绪。例如：

· 孩子的出生

· 假期结束回来

· 工作晋升

· 假期或其他特殊场合

· 从学校毕业

好好想一下你正在经历的来自环境的挑战。你最近是否经历了一次重大变故？生活中是否有什么事影响了你最近的心理状态？抑郁症会受这些外在因素的影响，因此尝试去找到这些因素。请在下面写下来：

_____

_____

_____

内在因素

可能你的抑郁与像前面谈论的那些触发性的具体环境问题没有关联。或许你也知道，很多时候当一切看似完好无恙，但我们还是感觉沮丧。我们接着看看。

高度活跃的内在批评

"内在批评"（inner critic）的概念属于自动思维和功能失调思维（dyfunctional thinking）的范畴，我们在第二步中已经探讨过。这个意思是指，我们每个人时不时都会有一个"内在的批评家"，对我们说的话、做的事进行评判，最常见的是把事情往消极方面想。当你的内在批评过度活跃，而且开始主导你的思维过程时，你的情绪影响会受到损害。高度活跃的内在批评在一定程度上会导致抑郁的出现。

你能意识到自己"内在的批评家"在与你对话吗？诸如"你是一个糟糕的人"或"你把那个项目搞砸了"。当生活中的事情出现"失误"时，那个"内在的批评家"就会直接指责你。甚至当有些事情进展顺利或有"积极的"事情发生时，如果你脑海里的那个声音只让你看到或思考事情的消极方面，你就无法完全享受喜悦。

抵抗这"内在的批评家"的第一步是要意识到它什么时候在说什么。尝试注意是什么导致你有消极的想法，以及它们在说什么。

第二步是要承认这些思绪是与你分离的，或者是在你身体外的。是的，它们出现在你的心里，但它们并不是你本人。

第三步是要把你的"内在批评"说出来，并且告诉它你能听到它的声音，但你不会让它毁掉你的心情。观察这些思绪，如同你在穿过海浪或云海，小心翼翼地看着它们进出你心里。感谢这个批评的声音分享它的观点，让它知道你并不同意它的观点，然后叫它继续批评。

这些思维值得注意，因为如果你知道它们是什么，你就可以独自或在治疗过程中对付它们。你的"内在的批评家"对你说了什么？仔细听听并在下面写下一些信息：

_____

_____

_____

消极思维

消极思维跟"内在批评"一样，总是严厉地评判你，是一种苛责评判的思维。当我们的思维专注在消极方面时，我们倾向于只看到生活消极的一面。消极思维的一大问题是，它是复合型的，即一种消极思维会导致另一种消极思维的形成。

当你发现自己陷进消极思维的怪圈时，要做些事情激励自己，比如打电话给一个朋友，散散步，做一项手工，与你的宠物玩耍或做些家务。研究显示，参与一些令人享受或生产性的活动，能让人从消极的恶性循环中走出来，帮助改善人们的心情。例如，当莎拉发现她陷入一个消极的思维循环时，不管她身在何处，她都会离开一小会儿。比如，如果她在家，她就起身，穿上鞋，然后走出家门。

我们通常意识不到负能量满满的思维是如何潜伏的。后面你将学到如何用思维记录表来记录消极思维，并将它们投入现实去检验。现在，当你陷入消极思维循环时，你会做些什么？请简略写在下面：

_____

_____

_____

你有权体会自己的感受，即使是一些令人沮丧或不安的感受。请记住，那些思维并不是你本身，它们只是你所经历的一部分——更具体来说，它们只是你对所经历的事情的看法。影响你生活的并不是感受，而是如何处理这些感受。你可以选择向自己的消极思绪投降，或者学会控制自己的情绪，并且通过使用在本书中学到的技巧，重新获得力量。

思维反刍

思维反刍指的是一个人不停沉迷于某个思绪或问题之中。当你感到抑郁时，你可能会反复琢磨一种"无望"或"不够好"的感觉。在反刍这些抑郁的想法时，你会感觉更加糟糕，并且持续沉浸在低落或压抑的感觉模式中。

当你开始进行思维反刍时可以做些什么？

当出现消极思维的时候多想想好事。如果你不停地琢磨失恋这件事，就想想过去你与某个人一次愉快的约会。如果过去你能收获一次愉快的约会，那么就说明总有人能让你留下更多回忆。

散散步。正在反刍的思维不会自行消散。但是你有能力采取行动，让自己不那么难受。走出去，将关注点放在所见所闻上。这样你的注意力就会从心烦的事情上移开。

给朋友打电话。有时候无论我们多么努力不去琢磨，都很难停止下来。打电话给朋友，与他分享你的这个想法，他可能会做到以下两件事之一：（1）分析你的困境；（2）给你讲他这一天中的好玩的事来分散你的注意力。

（思维）反刍真的是一只狡猾的怪兽，但现在你可以利用一些方法来对付思维反刍了。

不切实际的期望

有的时候你可能会想，无论自己多么努力工作，或不管在生活中多么投入，事情还是不尽如人意。这可能是由于你有一些不切实际的期望。这些期望可能与你的职业、爱情、健康或生活的其他方面有关。比如，假设你已经在岗位上工作六个月了，现在申请一个监管岗位，鲍勃（在公司已经待了三年）也申请了这个岗位，你仍确信自己能胜任这份工作。当鲍勃凭借他的资历得到这次晋升时，你就感到灰心丧气。虽然你在公司待的时间并没有像他那么久，但你只知道你是更适合这个岗位的。

我们都听过一句话，"人生是不公平的"。你的难过并不是因为你不能胜任那个工作（或者可能是其他情境）。有时候事情没有像我们期望的那样发展，而是朝着其他人期望的方向发展了，这也是人生的一部分。试着去接受这一点，同时还要关注积极的一面，并且试图对此心怀感激：你可能没有得到那份监管的工作，但你所服务的是一个好公司，而当有下一次机会出现时，你还可以去争取。

孤独感

人是社会性动物，我们渴望与他人互动。如果我们失去社交情境，抑郁情绪就会乘虚而入。如果我们感到与家人疏远，或找不到一个我们认同的社会群体，我们可能会有一种强烈的孤独感。在亲密关系缺失时，还看到别人处在亲密关系中，这可能也会产生孤独感和疏远感。此外，还有重要的一点是，尽管我们感受到被孤立时可能会变得抑郁，但当我们抑郁时同样会孤立自己。一旦我们开始有这种行为，将很难摆脱它。但还是有希望的。

如果你正在经历的是受疏离感影响或导致的抑郁，有一种行为学上的解决方案：尝试去联系某个人。例如，你可以每天设一个目标，打电话给某个人。如果觉得给别人打电话太难了，可以发短信。发短信完全是一种有效的向外的联系方式。如果你处在一个抑郁发作的状态中，那么回到社交模式中（或学会社交）。可能需要时间，但可以慢慢来。如果你没有可联系的朋友或家人，可以设定目标去找到与你有相同兴趣的朋友。如果你想找一个亲密伙伴，那么聚会群里可能是一个很好的方式。

我们知道，联系他人往往没有那么容易。有时候你可能只是需要让某个亲近的人知道自己此刻感到抑郁，需要他耐心地听你倾诉。你可能会联系谁呢？如果你想找一群志同道合的朋友，接下来该怎么做呢？请在下面写下这些想法：

_____

_____

_____

看看你在想什么

我们一直在书中鼓励你在空白处分享想法。这是希望你养成习惯注意自己在想什么，然后写下来。记录消极思维尤其重要，这样你才能面对它们（而不是试图在脑海中抹除它们）。当你在纸面上看着自己的思绪时，将会有一点点空间让自己更加理智地审视它们，你也处在一个更好的位置去判断它们的有效性。你可以问自己："这个思维是真实的吗？"

判断一个想法是否真实，你可以寻找证据支持和反对它。举个例子，有没有证据证明一些想法，诸如"每个人都讨厌我""我是一个糟糕的父/母亲""没有什么好事发生在我身上""我无法通过那次考试"……我们都有很多自我怀疑的思维，有时候"内在的批评家"在朝我们大喊，但我们真的不一定要接受那些思维。

将你的消极思绪转变成更为现实的思绪，刚开始很具挑战性（尤其当你已经处于抑郁的状态时），但与其他任何技能一样，熟能生巧。现在，你需要做的只是在底下的空白处写下消极思绪。你可能还想在这本指南书中加一些活页，这样才能时常做这些练习。你做得越多，就越能看见一个常见的主题和特点。从这里开始吧：

_____

_____

_____

如果让思绪顺其自然，会有什么后果？

莎拉曾经有一个奇怪的想法："如果让思绪顺其自然，会有什么后果？"她认为自己的思绪就是她本人，但后来，她学会将那些思绪看作她外在的部分。很多人都会害怕放任自己看待事物的方式，即使他看事物的方式对生活是无害的。

试着慢慢释放你的消极思绪，而不是强迫驱逐它们。调查研究显示，试图压迫一种思绪或消除一种思绪，只会让它更加纠缠你。一个经典的例子叫"粉色大象"实验（Pink Elephant Experiment）：如果我们让你在某个时刻尽最大努力不去想象一只粉色的大象，它有粉色的耳朵，一个又大又软趴趴的粉红色象鼻，以及小小卷卷的粉红色尾巴，你很快会发现脑海里浮现的都是那只粉红色的大象。你可以试试看会发生什么。你之前是怎么做的？如果没有办法将消极思绪倾倒出去，你可以换个目标，保持放松（我们知道如果焦虑的话，这一点很难做到，但试试看），再看看你的思绪自己会如何发展。你可以随意用一些更加现实的思绪去替换消极思绪，但如果你可以学会留心观察它们，然后试试不施加控制地释放这些思绪，你可能会觉得它们不过是小菜一碟。

用更实际的思绪替换消极思绪

"积极思维"说得容易，但不容易做到，尤其当你还患有抑郁症的时候。并且，有时候消极思考是最精确地看待问题的方式。而诀窍就是去理解抑郁影响我们思考，它如何让事情看起来更加消极，还要学会去抓住和审视我们正在想的东西，以找到更现实、更中肯的想法。培养这个思维习惯的方法就是努力去做。让我们从现在开始。

看看你在前面章节中写下的一些想法。打个比方，你可能写了"我永远找不到可以爱的人了。"这种想法并非基于现实，因为你没有证据证明它。而且它在认知上还是扭曲的——因为你并不是一个算命先生。类似这样的想法可以被一个更为实际的想法替代："虽然我不能预测未来，但如果我准备好走出门，尝试去认识一些新的心仪对象，那么我肯定有机会能找到爱情。"这种思维方式会缓解抑郁，带来希望，让你获益良多，因为它会让你采取有效的行动去改善自己的情况。让我们再试一个：比如说，你的消极思维是"这个世界是个残酷之地"。你可以尝试改变这个想法，说："虽然生活中的某些方面可能看起来确实残酷，但这个世上还有很多积极的东西。"

从前面的章节中摘取一些消极想法，然后尝试用一个更为中肯和实际的说法重新表达：

坚持做思维记录

思维记录是认知行为疗法中的一个关键的方法，用以区分思维和感受。在前两篇文章的启发下，我们可以进一步思考，思维记录以一种结构化的形式告诉我们，不必去相信我们所想的一切，尤其当我们的感受是消极的（抑郁、焦虑、愧疚、羞耻、愤怒等）时候。实际上，我们的感受常常会影响我们的思维方式，所以我们可以预见，因为抑郁症，我们会对自己、对世界、对未来有消极思维。如果使用思维记录，你就能将你的思维做一个实验，看看哪些是有效的，哪些是无效的。使用得当的话，思维记录能帮助我们改变思维方式。通过这个方法，你会开始看到自己情绪的一个转变，甚至会马上感到宽慰。

在下一页，你将会看到一张思维记录表格。下面是教你如何使用这个表格的一个例子：

情境：你的朋友史黛西（Stacy）刚刚取消了跟你见面的计划。

情绪：你感到悲伤、沮丧以及愤怒。

负性自动思维："史黛西不再喜欢我了。"

支持这个想法的证据：无。

不支持这个想法的证据：史黛西和我经常在一起玩得很开心。

替代的思绪：史黛西突然有什么重要的事。

情绪：你虽然感到失望，但更能接受史黛西取消见面的要求。

使用这个思维记录表之后，你看待这个互动的视角应该会有所不同，像上面那个例子一样。现在轮到你了：回想生活中一个让你有消极感受的情境，通过这个表格反思它。

表 3-1　思维记录表

情境：		
情绪：		
负性自动思维：	支持这个想法的证据：	不支持这个想法的证据：
替代的思绪：		
情绪：		
情境：		
情绪：		
负性自动思维：	支持这个想法的证据：	不支持这个想法的证据：

替代的思绪：
情绪：

表 3-2　思维记录表

情境：		
情绪：		
负性自动思维：	支持这个想法的证据：	不支持这个想法的证据：
替代的思绪：		
情绪：		
情境：		

情绪:		
负性自动思维:	支持这个想法的 证据:	不支持这个想法的证据:
替代的思绪:		
情绪:		

回顾

在本章中，我们谈到要确定你的核心问题并提出一个管理计划。那些问题包括高度活跃的"内在的批评家"、孤独感、不切实际的期望、消极思维和思维反刍。一旦你了解了自己面对的挑战是什么，就能为自己设定一些实际的目标。想要看清这些问题是很难的，因为它们可能已经一直存在于你的大部分生活中。然而，如果你能辨识感到抑郁的原因所在，就能更好地制订一个计划，有策略地解决这些问题。请记住，当你开始有自动消极思维时，就去填一下思维记录表，这是任何计划中极好的一部分。这一章都讲了些什么呢？请在下面写下来：

_____

_____

_____

作业

接下来的一周时间里，请密切留意你的消极思绪，看你能否找出问题在哪儿。看看它们是与你的外部环境，还是内心世界，抑或是两者都有关？思考以下问题：

你的工作、生活让你没有成就感吗？

你最近有没有经历一次重大的人生变故？

你的期望不切实际吗？

除了这些因素，还有其他因素导致你抑郁吗？

你现在都有哪些思绪？

你的思绪是否有一个主题？

你的思绪一直循环往复吗？

当你发现自己陷入一个消极思维循环或感到抑郁时，尽你所能去探究到底是怎么回事。简要记下你在这周的检查中的收获：

_____

_____

_____

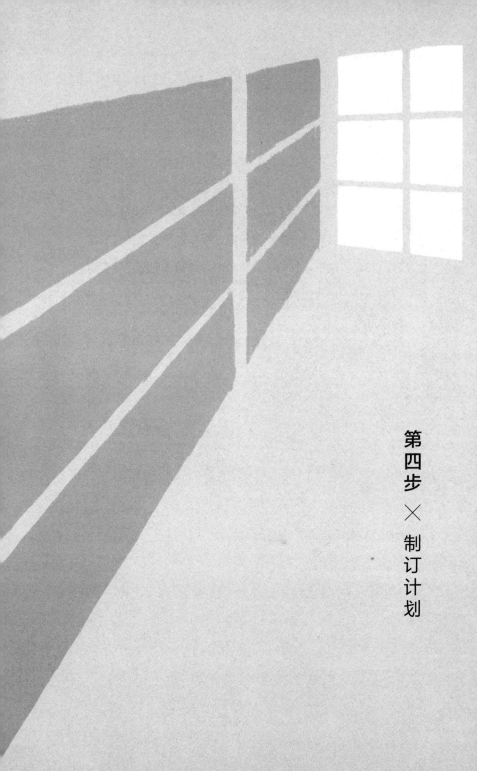

第四步 × 制订计划

在你抑郁的时候，制订计划可能是你最不想做的事，但还是来看看莎拉是怎么做的。她了解这一点：制定切实可行的目标是挺过抑郁症发作的关键。莎拉知道，如果她做一个想要实现的目标清单（这些目标会改善她的生活），并且开始一步步去操作，那么她将会感觉有所好转。在这一章中，我们将会帮助你弄清楚如何制定切实可行的目标，以及如何应对那些出现的挑战，以让你可以不断前进。

目标清单

目标清单聚焦的是你想要改善的生活中的某个领域。我们已经在特定时间框架中设置了一些重要节点，帮助你实现目标。你可能认为，这种练习是没有意义的，或没有什么用。看看这些自动思维是多么容易就侵入你的头脑——即使你正在尝试采取多种措施去变得更好。所以现在，让那些思维待在那里，填好这个清单。你可以的。第一步只是回答6个问题——让我们开始吧！

生活中哪个方面还需要提升？是社交生活、健康状况、体质水平、职业，还是其他方面？

_____

_____

_____

回想你在这一方面最近的一些经历。选择其中几项，在下方写下来：

_____

_____

_____

　　你想花多长时间专注去改善这一方面的问题？例如，你决定要去上一堂课，与有相似兴趣的人见见面。你愿意每周至少花一小时或两小时的时间去上课（或者你课后还想邀请某个人出去喝咖啡）吗？需要用多长的时间去改变你所选中的问题方向，实现长期目标，这点由你自己来定。

_____

_____

　　在这一问题上，你可以设定一个短期目标。还是用上课的例子，可以这样设定一个短期目标：在周末之前报名参加一堂课。为了实现这个目标，你下周可能需要每天花30分钟看看该上什么课：什么主题或爱好，地点在哪儿（学校、社区中心，还是其他地方），什么时候（哪一天，白天或晚上），等等。

_____

_____

　　为改善这方面问题，制订一个计划。注意，上课可能只是实现你整体计划的其中一步而已。你的计划可能还包含一个负责监督的伙伴——这个伙伴可以督促你完成你不同时间节点的目标。

例如，当你报名上课后，你可以将你的完成情况告诉你的伙伴，或者你的伙伴可能会跟你确认，看看你是否已经完成你设定的目标。甚至带他们和你一起去上课，这样效果更好。

　　行动起来吧！把计划付诸行动，并且随时记录你的进度。在这个过程中你可以随时根据状况调整。例如，也许那门课一个月过去了都还没开课，但你现在就想做一些改善。你可以使用头脑风暴想其他办法，不断向目标靠近。猜猜会发生什么呢？没关系的，生活是一个过程，设定目标和实现目标也是一个过程。

克服常见障碍，实现你的目标

一旦设定一个目标，无论是大目标还是小目标，在这个过程中你肯定会遇到一两个（或更多）的障碍。你要么选择放弃，要么想着突破这路上的重重障碍，找到一条出路。我们知道你会选择第二个选项，不然你不会想看这本书。因此让我们来看看影响计划的一些事情，这些事情你可能阻止不了，但你可以做一些准备，改变处理方式。

把"障碍"这个词改成"挑战"

"当你把视线从目标那里转移时，你看到的那些可怕的事就是障碍。"

——亨利·福特（Henry Ford）[1]

当莎拉在实现目标的过程中害怕尝试新事物时，她就会想起

①20 世纪美国著名的汽车工程师与企业家，福特汽车公司创始人。

弗兰克·赫伯特（Frank Herbert）的小说《沙丘》（*Dune*）里的一句话："恐惧是心灵杀手。"恐惧会阻止你前进，但这只是当你让它这么做时才会如此。如果你现在感到抑郁，"障碍"这个词本身以及面对障碍的想法可能就会变成一个障碍。然而，如果你改变这个想法，将威胁和障碍看成挑战，问题就解决一半了。当面对一个挑战时，你才有机会使用创造性思维。

积极解决问题会让你有机会成长。你所需要做的是启用精神工具箱。挑战并不意味着你无法成功了，而是意味着你可以尝试多种方法，看看哪种是最佳的解决方案。这里有一个例子：由于工作日程比较繁忙，你无法参加一周五天的健身课程，所以你觉得自己很失败。不过，你可以去上一个一周只去三天的课程，然后一周里有两天时间骑着自行车在街区附近兜风。健身计划不会因为有个全职工作的挑战而无法实现。但是前提是你找到一种方法，制定一个更加实际的日程安排。

没人规定你该如何生活，所以应该灵活调整计划，这样目标就容易实现。你不是注定会失败，所以没有必要为此妥协。如果总是强调失败，你就很容易感到愧疚和羞愧。那将会继续妨碍你实现目标。请记住，对失败的担忧是避免不了的。重要的是你如何处理这种担忧。

避免小题大做

在第二步讨论到认知扭曲时，我们已谈过小题大做。这是经常把一件事看得远比实际糟糕的扭曲的想法。你在设定目标和践行目标时，要注意小题大做的问题，这是很重要的。你要训练自己的意识，在这种认知扭曲出现时就能抓住它，然后将注意力集中在当下的事情而不是未来。你在心里设了一个目标，但为了实现目标，如果你还活着，你就会提高自己成功的机会，一步步推动进展。

这里有两种常见的小题大做值得注意：

其一，基于一个情境就认为有灾难事件发生。举个例子：你和伴侣发生了一次争吵，你就认为你们将会分手。一次吵架不会造成分手。但如果你陷入小题大做的模式，你真的会认为，分手将会是吵架的结果。

其二，担心未来（或即将发生的事），且看到一个负面的结果。举个例子：你设想未来将会充斥着各种可怕的事，一定会出什么岔子。这像是在另一个宇宙上，你变成另一个认知扭曲、使人厌恶的自己。在"看到"这些结果后，你设想并构造出一个关于这个新世界的框架结构。你确信这个黑暗世界将会变成现实。

我们很确定的是，如果有选择的话，你不会认为这种糟糕至极的情景会发生。然而，你可能甚至都没有意识到自己是在小题大做。若想停止胡思乱想，你需要留意自己是在什么时候会有哪些想法。一旦能发现那些扭曲思维的迹象，你就能在最佳时机阻止它。如果你想找到一条关于在何时会小题大做的线索，看看自己的情绪——有可能当时是感到焦虑的。

请记录下你何时开始有这些对未来小题大做的思绪。当这些思绪出现时，请在下面的空白处写下来（如果你手头有纸的话——或者甚至记在一个笔记App上也行，如果你身边没带这本指南书的话）。

首先，请写下情境中发生的事情，像你在跟警察描述一个犯罪场景一样，确保你的重点放在一些事实上。记录完客观事实后，接着写下你对这个情境的主观思绪和感受。

_____

_____

_____

其次，大声朗读你写的东西，让那些消极思维更加清晰明了。如果在每次对未来的担忧开始淹没你的时候你能这么做，在相对较短的时间内你将会注意到，小题大做通常与你生活中的某个方面有关。你要明白，这种目光短浅的思维是有规律可循的，因此很容易制订一个计划去改变它。

总体而言，是什么导致你小题大做呢？

_____

_____

_____

有什么特别的情况让你想到最糟糕的事情？

_____

_____

在这些情况中，你有哪些常见的消极思绪？

_____

_____

想想你最近经历的一次特别情况。假设你现在处在那个情境中，你可能会怎样改变你的思维过程，让自己停止小题大做？

_____

_____

_____

"明智的"（SMART）的目标

何为"明智的"目标？它们是具体的（specific）、可测量的（measurable）、可达到的（attainable）、有收获的（rewarding），以及有时间限制的（time-limited）。在设定一个目标时，你要确定它是否是具体的。你会想确定，这个目标是否有可以被追踪或衡量的方式。此外，你的目标还应该是时时能让你感到有所收获的东西，并且它需要一定的时间才能实现。莎拉明白，如果不设定一个截止日期，她就不能完成任何事情，所以她认为给目标设定一个结束日期也会有所帮助。现在让我们进一步看看该如何实现你的目标。

目标不能实现的原因之一是这个目标太宽泛了。比如说，"我想要减肥"，这种目标就太宽泛了。可取而代之的应该是，确定你想要在多长时间里减掉多少千克的体重。有个起点是好的，但是一旦你有了起点标识，就应该做具体点的计划，并严格执行。另一个需要考虑的点是："我需要与一个专业医生合作一起实现这个目标吗？"减肥是一个很好的例子，在你开始改变饮食习惯或制订一个健身计划之前，你应该咨询一个专业医生。

比如说你想控制自己的冲动情绪。或许不合时宜地给别人打电话或发短信，你会觉得有点不对。由于这是一个行为上的问题，你可能想与一个治疗师或心理健康医师谈话。当你说"我想要停止做某事"时，你面临一个障碍。单单"停止"做某件事就是很难的。更现实的做法是减少不健康的行为，或以一个健康的行为替代它。所以你可以说，"在晚上九点以后，如果想要给某人打电话或发信息，我会换成发邮件。这样，他们就能在空闲时间看到信息。"

在目标设定过程中的一个常见障碍

如果设定一个并不是真正想要实现的目标，那可能每次都会执行到中途就结束，所以要确保设定的目标是发自你内心的。现在就来试一下：想一个你认为想要设定的具体目标，然后回答下面三个问题：

你为什么想要实现这个特别的目标？

_____

_____

实现这个目标在短期内对你有什么帮助？

_____

_____

实现这个目标对改善你的生活会有什么影响？

_____

_____

设定更小的目标

思考一下你的目标终点在哪儿，再倒回去努力。你会常常觉得目标太大了，看起来无法实现。而当思考现实一点的目标时，你会觉得自己什么事都可以完成；但如果目标设置得太高了，你更可能会感到受挫，认为再往前也没有什么意义。

不要坠入那种消极思维。想想你自己能做到的，不管是什么"事"。可能你想要跑5千米，但你至今每次跑都不超过15分钟就跑不动了。你可以下载一个健身App，先用它开始跑5千米，这个App会渐渐帮助你成为一个合格的跑步者。

像这样设想一下：想想你正在看一座山。看山顶时，它看似很遥远，你都无法想象如何登顶。你现在没有必要担心这个问题，专注于每一步，你可能还没意识到就已经爬到山顶了。不要说"很快做到"，因为爬到山顶是需要时间的——正如实现你的终极目标也需要时间。坚持住，你最终能完成目标的。

尽管去做吧

一个好朋友曾经对莎拉说："我一直专注于正在做的事，不管自己是如何感受的。"于是她就记住了这句简单的话。当她因抑郁症发作而无法前进一步时，她就想起那句著名的标语：尽管去做！消极思维会循环往复，但莎拉有力量选择继续前行，即使那些思绪也会一路跟着她。

这跟设定和实现目标尤其相关。是的，虽然你正处于抑郁中，但这并不意味着你无法保持前行，无法采取行动。你可能不会立即感受好转，但如果你积极地朝着目标努力的话，过后你的心情会发生转变。

西蒙与我们分享了"接纳与承认疗法"的发现者史蒂芬·海耶斯（Steven Hayes）发明的一条伟大的推论，这就是"巴士上的乘客（Passengers on the Bus）"推论。你的生活像在乘坐一辆巴士。你是司机，沿途你要搭载乘客。有些乘客不会对你有什么影响，而有的人在你开始一段新的恋情或改变职业时会发挥一些作用。有些乘客比其他乘客更加重要。实现你目标的关键点是，要注意当你的人生巴士上遇到很多困难或难办的乘客时，要找到处理这些问题的方法。这些问题包括那些进入你生活的人，也包括那些你需要处理问题的内部乘客。谈到目标实现，要留意你人生旅途中的这些乘客（内部和外部的）在想什么，这是很重要的。整合积极的影响，并让消极的影响在下一站下车离开。

在生活中，我们无法保证会出现什么结果。我们尽力能做到的是付出努力，剩下的就去面对。你确实可以控制自己的思维和行动，这是向成功实现目标迈出了一大步。这里有两个方法可以帮助你"尽管去做"（just do it）：

抱有希望。抑郁症试图让你相信，这个世上没有希望这种东西，所以你最好停止努力。这是一个谎言，你不必相信它，但你必须要保持向前。你向目标前进的过程中，你可能还会感觉到无意义，或纠结失败，但要提醒自己，终点处会有曙光，即使你现在还看不到。不要因为消极思维惩罚自己。你的想法不代表全部的你。允许思绪进入你的大脑，承认它们的存在（无论是在心里还是将它写下来），然后继续努力向目标前进，坚定信念，相信你会到达终点。

记住自己的优点。当你感觉沮丧时，很难会记得自我感觉良好的时刻是什么样的。让自己感觉好转的途径之一是，提醒自己记得过去的某个困难时期是如何渡过的。改变生活不容易，但当你相信如果你再次做这件事之前已经做成功过一次，那么事情就会变得容易一点了。你能熬过那段时间，是因为你相信你自己。最终，你为改变所倾注的努力和热情，会帮助你实现目标。你有权利帮助自己感受得更好一点。

　　经常拖延的个体会对积极性和行动感到困惑。你只会傻傻地等下去，直到兴致勃勃时才去做某事。因为不想做这件事，所以你无意识地将其搁置下去。

　　"你的失误在于认为积极性先行，然后才能行动起来以及取得成功。然而通常情况是相反的，先行动起来，然后才有积极性。"

——戴维·伯恩斯（David Burns）[1]

---

[1] 美国斯坦福大学医学博士，著名心理学家，认知疗法最重要的发展者之一。

目标进度表

　　坚持保持记录是实现目标的一个关键。设定目标一个星期后，就可以开始记录了。下面这个进度表能帮助你继续向目标努力，即使感到有点疲倦也会坚持。当开始进行每周的记录后，请记住我们前面的建议，"尽管去做"。

　　在填写这个进度表时，请试着不要去评判自己。实现目标的途中有很多重要的时间节点。你可能没有达到想要的进度，但已经正在接近它了。这里没有对错之分。你正在倾诉的唯一对象是你自己。在回答下面10个问题时，涉及你的优势以及需要你做调整的地方，请诚实对待。我们相信你！现在就开始吧。

　　1. 对于你设定目标想要改善的生活方面，你现在有什么感受？为什么你会有如此感受？

_____

_____

2. 与这个目标相关的最近一次成就感是什么样的？

_____

_____

3. 你最近感觉到有被挑战的经历是什么？面对挑战时你如何应对了？

_____

_____

4. 你花了多少时间去改变生活中的这个方面？

_____

_____

5. 对于这个改变，你的短期目标是什么？你现在实现那些目标了吗？

_____

_____

6. 你需要调整或改变计划内容来帮助你实现目标吗？如果需要，你要做的调整有哪些？

_____

_____

7. 你有完成任何时间节点的目标吗？都是哪些时间点呢？

_____

_____

8. 你做了哪些让自己感到骄傲的改变？骄傲的原因是什么？

_____

_____

9. 你的计划中需要提升的是什么？

_____

_____

10. 你目标中的下一步该做什么？列一个需要做的事情的

清单：

_____

_____

跟进你的目标

回顾一下你的目标清单以及目标进度表，看看已经走了多远。有没有让自己惊讶之处？第一次填完目标表单时，可能会有压迫感，但现在你可以看到一些进步，可能你会感到更加可控，对实现目标更加怀有希望。个中滋味只有自己知道。在下面的横线上，请写下自设定这些目标至今你经历了什么，以及你是如何看待这些目标的。

_____

_____

_____

回顾

　　制定目标、实现目标是制订计划的全部内容，这是十步过程中的第四步，会让你有更好一点的感受。实现目标，你需要把目标设得现实、可行。请记住我们在这章中讲到的一些要点：

- ·从小目标开始

- ·变得具体

- ·在合理的时间框架里设定现实的目标

- ·对自己要有耐心

- ·避免小题大做以及消极思维

- ·尽管去做

- ·用表格来设定目标和记录进度

　　这些都是帮你持续跟进目标的关键，让你早日到达期望的终点。如果你一直担心无法到达终点，目标的实现会充满挑战。试着不要去担心终极目标，做好眼前的事。这条路可能是坎坷的，但总会有办法通过自己的努力去应对那些挑战，解决问题。你能

做到的，只是到达目的地所需要的时间和努力。现在，想想你从
这一章中还获得了什么启发，写在下面的空白处：

_____

_____

_____

作业

　　如果你还没有开始行动，现在该创建一个目标清单了。选择一个具体的目标，然后填完前文的目标清单。请记住，要现实一点，要在一个有限的时期内设定一个你能够实现的目标。

　　创建目标清单后，要设一个提示器每天检查进度。而填写目标进度表，会帮助你监督进度，并围绕你的目标创造一种结构感。

　　这里提供一个选项，如果你认为有帮助的话，可以选择一个可靠的伙伴。你在为目标努力时，可以给这个人汇报进度。当你某天计划要做某事时，可以告诉那个人你做了没有。如果有一个人能为你所做的努力而欢呼也是一个美好的奖励，他甚至还会想加入，跟你一起实现目标。如果你已经选定了这样一个可靠的伙伴，那就写下那个人的名字，以及他的联系方式，还有汇报进度的日期：

　　————————————————————————

　　————————————————————————

　　————————————————————————

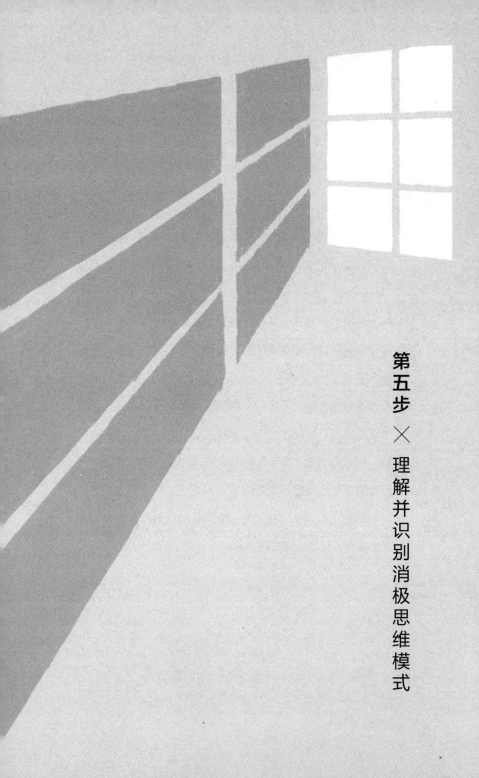

第五步 ✕ 理解并识别消极思维模式

前面我们已经讨论过消极思维模式，但这第五步，我们打算真正探讨它的本质，更深一步探索消极思维是什么，如何识别这些思维，以及如何与之共处，让自己好受一些。

这并不是说要彻底摒除消极思维，而是更侧重于我们该如何应对。举个例子，莎拉有一个负性核心观念（negative core belief），觉得自己说的每一句话或做的每一件事都是错的，这种想法自记事起就一直伴随着她。她一直在尝试改变这种想法，但她也知道这个过程需要时间。在最近一次与朋友的冲突中，负性核心观念从中作祟，她开始觉得自己是一个糟糕的朋友，于是羞耻感和悲伤随之而至。她哭了出来，感觉自己好像在旋转，失去控制。后来她想起了要使用我们在这本书里所教的方法。她分享的这个经历是一个经典案例，关于消极思维会如何深深地影响我们，以及在这时候使用认知行为疗法的技巧是多么重要。让我们接着往下看。

消极思维从何而来

无论你是否有抑郁症，或者有一些不舒服的想法，你不知它从何而来或为何无法消除，这是相当正常的。在很多案例中，导致出现消极思绪和不舒服想法的负性核心观念的缘由，可追溯到童年时期——或许你曾经历过持续性的创伤，一次不幸的变故、虐待，其他刻骨铭心的生活遭遇，甚至可能对曾经的经历的一些误解。

是否有可能是童年时的一次变故或一些经历，让如今的你有一些消极思维和感受？为了更进一步了解情况，请回答下面4个问题：

1. 你的童年有没有一些经历让你觉得自己做错了什么？如果有，你觉得自己哪里做错了？

_____

_____

2. 你认为是否有什么特别的情境与自己的消极思维和感觉有

关系？这些情境对你看待自己的方式有影响吗？

_____

_____

3. 你认为是否有某个人与这些事件有关联？这个人以何种方式影响了你对自己的看法？

_____

_____

4. 基于这些记忆或创伤，你会用哪些词来描述自己？

_____

_____

处理负面记忆的两个方法

　　为了感觉好受一点，你不需要知道消极思绪的确切源头，因此如果你不能从那些书面提示中对童年有更深的认识，也不必担心。你依旧能提步向前。但是如果你确实察觉出有消极的或痛苦的经历，这里还有一些方法你可以试试。

　　第一个方法是设想以你现在的年纪，处于一个你能够理解负性核心观念的情境中，以建设性的方式记下自己的经历。在知道自己所了解的知识后，你的处理方法会有什么不同？回溯当时，若你已经有了多年经验，你会做出什么不同反应？请花几分钟时间写下来。

　　第二个方法是冥想，这是家庭系统疗法（Family Systems Therapy）常用的方法。在冥想时，静坐在一个不会被人打扰的地方，将自己想象成一个待在令人不安的情境中的小孩；再想象成一个成年人的你来看望那个还是小孩的你。问一下那个年幼的自己需要帮什么忙。或许他只需要你坐在他身旁，抚摸一下他的背。抑或是他可能想听听你的生活是如何发生改变的。这个过程可能具有转变和治愈意义。我们每个人都有很多需要疗愈的自我，这是对那部分自我坦诚相待的一个途径。

检验消极思维

在第二步里，我们介绍了认知扭曲，或功能失调的思维。不要让这些术语迷惑你——所谓的消极思维就只是消极的思维，仅此而已。有些思维包含几种认知扭曲，理解这一点是很重要的，那些思维并没有现实依据。你可能注意到，在抑郁症发作期间，你自己的负性核心观念呼之欲出，引发了很多消极思维。如你所了解到的，学习如何管理消极思维的第一步是识别消极思维。正如你在第二步中所了解的，认知扭曲有很多种。让我们再回顾一下：

- 过滤
- 非黑即白思维/非此即彼思维
- 过度概括
- 妄下定论
- 小题大做
- 个人化
- 控制谬论
- 公平谬论
- 责怪

- 理应

- 情绪推理

- 变化谬论

- 贴标签

- 总是对的

如果你需要温习这些常见的消极思维类型的描述，可以翻回到前面第二步中阅读。一旦你了解了某种事物，你就能处理它。当你意识到某种思维被歪曲了时，你可以以一个更好的立场去改变它。思维模式可能会让你有被压倒的感觉，但如果你知道怎么去辨识它们，它们出现时你知道如何走，那么就不一定是那样的感受方式。我们来看一些消极思维及与其相关的认知歪曲的例子。后面，我们会再接着探索如何从一个积极的角度去改变它们。

"我就是一个失败者。"

你参加了一次工作面试，但没有得到那份工作。当你发现他们录用了另一个人时，你第一感觉是认为自己是个失败者。

这种消极思维主要发生在"标签化"的认知扭曲情况下，但它还可能有"个人化倾向"。喊你自己的名字也无法帮助你前进，相反，它难免还会让你觉得自己很糟糕。

"那些人在悄悄说我的坏话。"

你在银行里，看到不远处站着一群人。他们正在交头接耳，窃窃私语，其中一个好像朝你瞥了一眼。你的第一感觉是他们在谈论你，让你觉得有点尴尬和不适。

这种消极思维主要发生在"个人化倾向"的认知扭曲中，但还可能是"妄下定论"。你毫无证据就假定这些人是在谈论你。

"我是个失败的父母。"

你已经计划好这个周日下午要带孩子去公园玩，但你意识到还必须要整理一下房子，为下周的工作日做准备。你为此感到难过，当孩子抱怨时，你觉得你作为父母很失败。

这种消极思维主要发生在"情绪推理"的认知扭曲中，但还可能是"非此即彼思维"。因为你感到难过和愧疚，你认为这种感受说明你什么事情做错了（因此是一种失败）。

"我应该打电话给我姐姐的。"

今天早上，你本来打算给你姐姐回个电话，但一直忙于工作上的一个大项目，甚至午餐时间都在工作。你看了看手机，心里满是愧疚。你认为应该给她回个电话。虽然你无法放下手上的事情，但你还是感到难过。

这种消极思维发生在"理应"的认知扭曲中。当你认为自己应该做某事时，是因为你觉得自己正在做的事情某种程度上是不对的。这让你感到一种多余的愧疚。

"我永远都做不到这件事。"

今天上午，你决定要跑5英里①。然而，跑完4英里后，你决定

①　1 英里约为 1609.34 米。

转身回家。你离目标只剩1英里了。在回去的路上，你想："我永远都无法跑完全程5英里。"

这种消极思维发生在"非黑即白思维"的认知扭曲或算命思维中。因为你没有达到今天早上设定的5英里的跑步目标，所以认为你永远都跑不了5英里。

重塑消极思维

我们集中看看如何从一个积极的角度去重新塑造前面部分谈到的消极思维。重塑你的思维，重要的一点是，要记住你并不代表你的思维。这是面对这些思维时一个关键的区分点。另一点是，重塑你的思维时要做现实一点的陈述。你不应该夸张或虚构一切，甚至让事情看起来比它们的实际还要积极。坚持实事求是就好了。

"我就是一个失败者。"

重塑："另一个面试者比我更适合那个工作一点。我会继续找工作，参加面试，直到找到合适我的。"

"那些人在悄悄说我的坏话。"

重塑："那些人在小声说话是因为他们不想让别人听到他们的谈话内容。我不知道他们在说什么，而且这其实不关我的事。"

"我是个失败的父母。"

重塑："我对取消去公园玩的计划感到难过，但这并不意味着我是个糟糕的父母。实际上，我为我的孩子做过很多好事。"

"我应该打电话给我姐姐的。"

重塑："我会做个笔记，提醒自己解决完这个项目后尽快给我姐姐回电话。"

"我永远都做不到这件事。"

重塑："我今天没有跑完5英里。我跑了4英里，已经比我一年前能跑的要多了。我会为了5英里的目标继续努力。"

我们希望你能从这些例子中看到，消极思维能够被管理，只要去重塑它们就可以了。

你比你想象中更有能力去控制抑郁情绪。消极思维可能看起来比较显著、强大，超过你能重塑它的能力，但事实并不是这样。你自己的努力是有作用的。你要慢慢学会如何运用自己的声音来反驳那些潜在的思维。当内心有个声音说你是一个失败者时，要勇敢地反驳它。

"制止消极思维，给你自己一个机会。"

——亚伦·T. 贝克

识别你的消极思维

由于消极的思维模式，莎拉注意到有一些"惯犯"。有时当生活忙碌时，它们就淡出视线，而且莎拉需要时不时提醒自己这些是什么样的思维。她发现把它们写下来是有帮助的。

当你开始真正倾听自己的消极思维时，你是否注意到有些是重复的、常见的"惯犯"？排在前面的五种分别是什么？

1. _____

2. _____

3. _____

4. _____

5. _____

接下来，请留意在消极思维模式起作用期间，你的情绪在什么时候会变得一触即发？辨识一下你这五种思维都分别与哪些认知扭曲相关。也简单写下来。一旦你投入这个以及其他类似的练习，你就会获得越来越强烈的意识。继续保持！

应对消极思维的其他建设性方法

你内心有股强大的力量让你坚持一些对自我的错误看法。你或许会感到挫败，似乎无路可走。然而你的内心同时也是一个强大的工具，你可以与之共同努力，而不是让它控制你。跟着这本指南书，你了解了消极思维是可以被重塑或被改变成积极思维的。知道了你并不是无法摆脱消极的思维定式，这难道不是一件开心的事吗？

运用这一章中所提到的方法，你可以观察某种消极思维，承认它的存在，辨识它是什么，重塑它，然后建造一个积极的思维定式。在实践中，你会看到自己是有能力去改变这种目光短浅的消极思维模式的。下面是一些建议，有助于帮你处理消极思维，开发你的潜能。

质疑消极思维的有效性

不管怎样，消极思维一定会进入你的脑海中。但该如何处理它们取决于你自己。选取一个时刻，看看这些思维是否有真实性。如果一个好朋友跟你说她有消极思维，你会怎么做？有的时候，在对自己好之前，帮助别人显得更容易一些。你想好该对那个好朋友说什么之后，也在你身上试试。或许你没有必要对自己那么严苛，因为消极思维驱使我们苛刻地对待自己。这通常叫作"双重标准"。你可以用逻辑而不是情绪推理来还击。这就是我们为什么质疑这些思维的有效性的原因。例如，是否有证据证明你是一个糟糕的人？如果这是一个法庭，你作为律师，你会如何反驳这些看法？

将你的消极思维当作一个不礼貌的小孩对待

艾德里安·威尔斯博士（Dr. Adrian Wells）在他的书《对焦虑和抑郁症的元认知》（*Metacognitive Therapy for Anxiety and Depression*）中探讨过，如何用"顽固的小孩"（recalcitrant child）这个隐喻来处理消极思维这个问题。想象一个小孩在商店里胡闹的场景。为了让这个小孩从不良举止中消停下来，最好的做法是注视这个小孩，但忽略他的行为本身。你的消极思维与这个表现糟糕的小孩极为相似。你知道那些思维就在那里，但你没有必要去与它们纠缠。在保持淡然的同时，也要密切留意这些思维。

善待自己

那些顽强的消极思维会让你有一些糟糕的感受。当你用这些感受方式评判自己的时候，你的糟糕感受就会更加严重。你的感受是真实存在的，你也有权利去感受这些思绪。莎拉经常想，如果你不用对抗抑郁症的话，世界会是怎样的。她想到身边那些看起来"幸福快乐"的人。她妈妈有一句箴言帮助她应对这些思绪："没有对比就没有失望（Compare and despair）。"这个理念与"妄下结论"这个认知扭曲联系紧密。你不会读心术，也无法知道其他人的想法或感受是什么样的。如果你想猜测，你会发现自己所做的设想或许是不正确的。想知道别人在想什么的唯一途径就是去问他。

自我评价以及与人对比会导致进一步的羞耻感和失望感。试着不要去在意这些思维意味着什么。客观来讲这些思维没有什么意义，只是一些会惹怒你或者占据你内心的一些想法而已。你所感受的方式就是你此刻正在感受的方式。即使你可能觉得是另一种方式，但它也不是永恒的。无论如何你都会熬过去，但如果你能接受这些思维并且放弃评判，你就能减少一些痛苦。从一个不做评判的立场去观察你的思维，尽最大努力练习不去在意它或者去改变它——这是最有效的方法。

练习感激

在莎拉心情低落的时候，她的妈妈过去经常鼓励她列一个清单将自己心怀感激的事情记下来。这个方法能帮助她看到生命中还有一些好事情，使她忘记正在经历的抑郁症的痛苦。生命中有些事情能够让她感到开心。她懂得，承认所拥有的而不是她所没有的能帮助缓解悲伤感。你会发现这方法对你也是适用的。我们会在第十步中进一步讨论感激情绪，而现在，请在下面列出10件让你充满感激的事情：

1. _____
2. _____
3. _____
4. _____
5. _____
6. _____
7. _____
8. _____
9. _____
10. _____

记住你的优点

我们总是过于强调自己的缺点，而不是承认自身的优点。尽管那样可以帮助你看到自己需要提升的地方在哪儿，但还是要看到自己的长处。看到自身积极的一面可以帮助你对抗消极思维。你的存在是有价值的，承认能力擅长的方面会帮助你理解这一点。现在如果你有机会表扬一下自己，想想你为自己而感到自豪的地方是什么，你擅长做什么？我们也知道对于那些有抑郁症的人而言，由于自动思维作祟做到这一点比较难。请尽最大的努力找到你引以为傲的事情，无论事情是大是小，请在下方列出你的前10项积极品质：

1. _____

2. _____

3. _____

4. _____

5. _____

6. _____

7. _____

8. _____

9. _____

10. _____

咨询心理医生

如果你觉得自己的消极思维太难以对付，请考虑去看心理医生或其他在认知行为疗法/抑郁症治疗方面专业的心理健康医师。配合这本指南书，他会给你提供一些方法、支持以及指导。向一个专业的医生咨询是治疗中的重要一步。

用接纳与承诺疗法来处理消极思维

与消极思维对抗会使你感到筋疲力尽。可以用一种积极的方式去改变与思绪对抗的想法。认知解离（cognitive defusion）这种策略可以帮助你将思绪看成它们表面看起来的对立面。运用这种解离策略时，你会进一步关注自己的思绪以及它们是如何影响你的行为的。下面是三种基于接纳与承诺疗法的策略，用以驱散消极思维：

1. 重新表述思维，说明其与你的个人性格无关，而是与行动有关。比如，你可能会想，"我在这派对上看起来会很蠢"。将这种想法变成，"我正想着我在派对上看起来会很蠢"。这让你与那个思维保持一定的距离感，强调思维是在你外部的。

2. 在消极思维中寻找幽默，用一首古怪的歌的曲调唱出来。比如说你正在想，"我活得好失败"。把这个想法大声地用《侠骨柔情》（*My Darling Clementine*）的曲调唱出来。听到这个想法被大声唱出来，会缓解你对自己的苛责。

3. 意识到某些思维就像你"臆想的故事"里持续存在的人物那样重现。观察进入你脑海里的思维，然后承认它会再次出现，就像总是突然拜访和不请自来的邻居一样令人讨厌。你当然记得他，他的出现也不足为奇。那就礼貌地把他请出家门。对待你那些反复出现的思维也可以用这个方法。

需要记住的一些与消极思维有关的真理

消极思维可能是一种生活方式。它是一种不断发展的心理状态。这种模式可以被打破，但也需要时间。我们的大脑是可塑的，因此通过一些努力你可以减少一些对自己、世界以及未来的消极看法，从而改变你的感知和行为。这是最终目标，你正为此孜孜不倦地努力。当你努力要改变自己的思维时，你难免会碰上心理上的障碍。没关系，只要继续向前并瞄准目标就行了：学会与消极思维打一场持久战。

消极思维在你的脑海里以某种形式占有一席之地，但它们并没有签任何租约，没有权利在那里定居。请记住以下真理：

· 克服消极思维需要时间。

· 消极思维会让你感觉无力抵抗。

· 审视与自我感觉有关的思维会让你感到不舒服。

· 不要强迫自己积极思考，而是从现实方面去思考。

· 处理想法应顺其自然（比如，完全地接纳而不是去改变）。

·消极的核心观念通常发展得比较早且顽固不化。

·改变行为和改变思维本身是同等重要的。实际上，经常是通过改变行为，你才能改变你的各种思维！因此带着这个思维并以此为契机，去改变你对待自己和他人的行为方式。

回顾

在这一章中，你越来越了解消极思维的本质。知道如何将自己的消极思维与认知扭曲对应，有助于认出它们的本来面目，这是一个长期的过程：因为存在不真实性和错误认知。我们还谈到负性核心观念这个概念，这是我们消极思维的基础。如果你没有辨识出任何消极思维也没关系，因为你不需要知道引发你消极思维的确切原因也能够用刚学的方法去制服它们。下一步我们将会探讨更深的步骤，讨论直面消极思维的具体方法。同时，请回顾这章所阐述的内容，并在下方写出来：

_____

_____

_____

作业

接下来几天，请随身携带一支笔和一个笔记本，你可以随时使用。（你也可以直接在智能手机中使用做笔记的应用。）一天下来，请写下发生在自己身上的消极思维。留意反复出现的"惯犯"，并在旁边标上★号。然后回到本书，在下面写下所有的那些消极思维：

_____

_____

_____

一旦你记下这些思维就可以尝试去改变它们。你还可以试试其他建议，比如用一首古怪的歌的调子唱出来。

还记得你标了★号的那些"惯犯"吗？那些是你接下来要进一步关注的思维，接下来我们会在第六步中谈到对抗消极思维的一些策略。

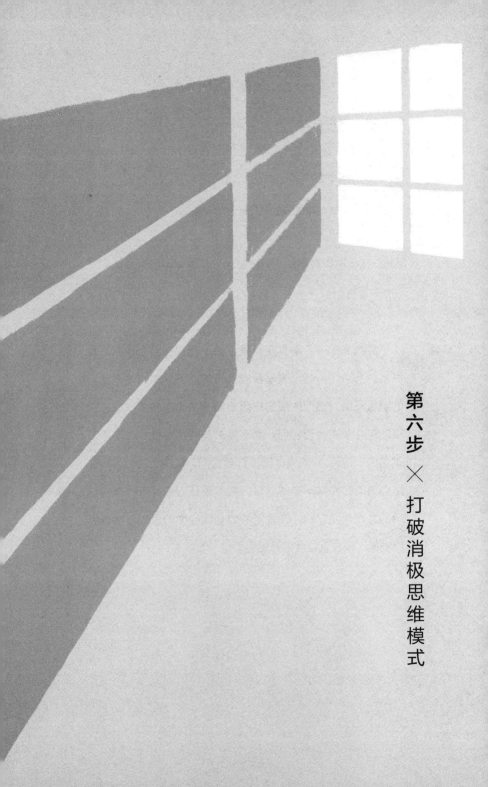

第六步 × 打破消极思维模式

现在你已经有了很大的进步。一步步跟着这本指南书实践的过程中，你已经收集了一些线索，并获得一些技能，这些都是关于如何控制消极思维的具体计划中的重要组成部分，在本章里我们也会一一谈到。

"你越试图控制思维时，担忧和困扰会越强。"

——朱迪思·贝克博士（Dr. Judith Beck）

第六步的一个基本要点是：请不要企图阻止你的消极思维。这点可能看上去是反向而行的，因为你想改变自己的消极思维。然而改变消极思维的方法是要去承认这些思维的存在再去处理它们，而不是去与它们对抗。你可能听过这么一句话："如果你无法打败它们，就加入它们。"这是应对消极思维不错的办法。如果承认它们并用一直在练习的方式改变它们，你就能够成功改变你的思维，接着继续向前。现在就让我们开始看看这一步。

进一步看看如何创建思维记录

在第三步中，我们向你介绍了思维记录，并展示了如何将你的消极思维过程可视化。你也了解到，当你发现那些被曲解的思维时，你最好能够面对并处理它们。现在，让我们复习一下思维记录表格的具体步骤，让你能够对这个过程更加熟练。

下面的五个步骤带你开始一个奇妙的旅程，从承认你的消极思维到把它改造得积极一点。如果你现在就想尝试一下，你可以直接回答第三步（章）中的思维记录表格里的问题。或者你先阅读一下，稍后再填上你的思维记录。

1. 情境和情绪。详细描述自己身在何处，发生了什么，以及感受如何。

2. 消极思维。你脑海里的第一个思维是什么？试图不要想得太难——就写写突然出现在脑海中的思维，这样你就能捕捉到你的自动思维。旁白："改变消极思维有什么好处？"可能的答案是："我对自己的感受会好一点。""我的人际关系会改善。""我能够做到顺其自然而不是囿于困扰。""我的生活质量会更好。""我会感受到更多快乐。"还要考虑以下两个方面：

·在自动思维中你用到的是哪种认知扭曲？当你的大脑处于自动驾驶的状态时，这些自动思维就会出现。它们不是你自身的一部分，因此你没有必要为这些思维而有愧疚感。

·如果可以的话，请想想第一次有这种自动思维是什么时候。像我们在第五步中讨论到的，这些思维主要与从童年时期发展而来的负性核心观念有关。一旦你找到这种思维的根源，问问自己这种思维是给予你帮助还是一直都给予你伤害？这个思维是如何服务于你的？是否有什么益处？如果你继续以这样的思维方式思考会有什么代价？

3. 支撑或无法支撑这个思维的证据。对你的自动思维进行现实性测试。对那个思维进行审判。你有什么证据可以支撑这个思维？如果你对一个同样有这种思维的朋友谈话，你会如何描述它？你有什么证据可以支撑以全然相反的方式去思考？如果那么做的话你会有什么收获？

4. 替代思维。现在你已经可以控制自己的消极思维了。接着是时候面对它然后将之改造成更现实的思维了——也就是重新塑造它。把这个思维当成一块巨大的黏土。你的思维像黏土一样，是可塑的。你能够改变你看待这种情境的方式。你会如何从不同角度看待这个事件，让它不再包含任何认知扭曲并通过现实的验证呢？你是否依旧沉浸在消极思维中？尽你最大的努力去尝试，你的思维就会及时发生改变。请记住，这是一个过程。在大多数生活中你可能已经习惯把事情想得很消极，因此打破这种模式需要一些时间。你一定能够做到的！

5. 情感。请自我检查一下。你现在有什么感受？如果你在这整个过程中都把你的思绪倾诉出来，并能让你感到一些宽慰，那就太好了！

一个现实性思维的计划

想一句箴言或短句，提醒自己以一种更现实的方式去思考。这句箴言用来提醒自己，你可以改变自己的思维方式。下面有一些可以参考的箴言：我独立于我的思维，我已经做到了。我值得变好，我正在帮助自己。我相信自己，我会善待自己。你可以创建自己的积极箴言，以引导自己拥有一个更为健康的日常心态。请将你的箴言写在下面：

_____

_____

_____

虽然有时候你还是难免会再退回到消极思维中，但这并不是你的错。我们都有想呈现自己最好一面的自动思维。重要的是要有一个计划，你才能知道接下来要做什么。比如说，"我是个失败者"这样的想法突然进入你的脑海中。请注意，当你想用苛刻的名称来给自己贴上标签时，就可以将这种思维"拆除"，告诉自己，"我有一种想法认为自己是个失败者"。接着请说出你的箴言。如果你的箴言不足以引导一个积极的思维过程，就试图创建一个思维记录表来挺过这个过程。请记住，这是你自己的计划，你有掌控权，因此你可以做任何对自己有帮助的事。

斯坦福大学做过一项研究，结果显示一天花90分钟置身于自然的人，患抑郁症的可能性大大降低。或许你有些时候很难让自己走出房间，但是如果门外有一片大自然向你敞开怀抱，你应该推一下自己，穿上鞋，打开门走出去。我们敢打赌，你会为此而感到开心。

表 6-1　思维记录表

情境：		
情绪：		
负性自动思维：	支持这个想法的证据：	不支持这个想法的证据：
替代的思维：		

情绪：		
情境：		
情绪：		
负性自动思维：	支持这个想法的证据：	不支持这个想法的证据：
替代的思维：		
情绪：		

在当下提升客观思维的有效方法

当陷在消极思维的死循环中，你可能很难立刻找到一个出口。下面是一些对你有帮助的小建议，帮助你在当下采取控制措施，更加理智地思考。

头脑风暴记录思绪

如果你就是无法战胜一个消极思维，那就用一种自由联想的技巧把它写在日记中——具体来讲就是任何进入脑海中未经编辑或批判的想法。你或许会对自己所获得的真知感到惊讶。

感受此刻并深呼吸

练习正念（专注此刻）总的来说是一个重要的技能，所以我们将会在第十步中深入讨论。现在，请将你的注意力专注在此刻，试着去观察你正在经历的事情，不做评判。试一下这个练习：吸气数到五，感受膈膜扩大。屏住呼吸片刻，然后呼气。持续进行这个过程一段时间。像这样的呼吸可以让你有所依靠，帮助你在当下保持冷静。

专注于你爱的人

你的生命中有一些关心你的人。莎拉想到那些她爱的人和爱她的人时，她的情绪就会改善。不要陷在那些纠缠自己的消极思维里，应想想那些你关心的人，以及他们身上你喜欢的品质。你的内心可能会企图说服自己没有人关心你。请用那些真心爱你的人去证明那个想法是错误的，这样你就可以再次确认那些人就在那里，而且他们是爱你的。

承认你是会犯错误的

承认自己身上的人性，以及承认一个事实，你犯错误其实是一种简单而又深刻的领悟。若我们把自己想象成完美的人类，当我们做一些自己觉得不够完美的事时，就会感到失望。提醒自己一生中将会犯很多错误。这是生命中的一部分，没关系的，人无完人。

庆祝

一天中如果有好事发生，承认并庆祝它。我们生命中有太多美好时刻，如果我们不去承认它们，我们将无法识别这些时刻。例如，有人称赞过你的装束吗？为自己欢呼一下！有些事可能看似很小，像路人的一句称赞或明媚的笑容，但这些都是有意义并且值得庆祝的。

注意与自己的思维保持距离

不要以为与消极思维搏斗或试图逃避它，它就会离你远去，而应该像观察一块滚动显示屏上频繁变动的词汇那样去观察消极思维。那些思维不是固定不动的，它们来来往往。将它们当成自身之外的事物去看待，而不是自身的一部分。

提醒自己一切都会过去

年轻的时候，当妈妈对莎拉说"一切都会过去的"的时候，她还不理解是什么意思。现在莎拉长大了，她知道尽管生活的某些方面现在看似压得人透不过气或令人绝望，但它们都会改变的。没有任何事是保持不变的，对此要感激！抑郁也不会永恒存在，当你情绪低落时提醒自己这一点很重要。这种低落的情绪是暂时的。如果你继续跟着这本书练习，你会加速这个疗愈的过程。

你可能现在还没有看到，但你担忧的问题是有解决办法的。那些消极思维告诉你，一切都是毫无希望的，你就应该放弃；你找不到解决这个问题的方法。那些思维是错误的，你会找到答案，只是可能需要一些时间。过度的担心会妨碍你找到那个答案。什么能帮助你找到解决方法呢？请专注于事实，改变你的消极思维，采取富有成效的行动，并坚持一切必要的方法。

关于持续性提升情绪的练习

你可以通过创建思维记录表和检查认知扭曲，以及一些可以经常做得到的能促进积极思维的具体活动，来支持你一直在进行中的认知行为疗法。从练习去做一个艺术项目，到静坐沉思、聆听音乐，你有很多可选的方法去提升自己的情绪。请在下面所列举的条目里勾选你想常态化的选项。

□锻炼

根据美国梅约诊所（Mayo Clinic）的研究，坚持一周三到五天、每次30分钟的锻炼会大大改善抑郁症状。在锻炼时，大脑会释放一种叫作内啡肽的"快乐的化学物质"，可以缓解抑郁情绪。跟你的医生确定之后，先从一周做几次有氧运动开始，感知那些疗愈的大脑化学物质在流动。一次轻盈的散步是一个很好的开端。如果定期锻炼，你会注意到生理上开始感觉良好，这会有助于心理或情绪状态的好转。

□冥想

根据北卡罗来纳大学（The University of North Carolina System）的心理学教授芭芭拉·弗雷德里克森（Barbara Fredrickson）的一项研究，日常练习冥想的人比没有进行这个练习的人更容易产生积极的思维。

此外，冥想的人比没有冥想的人更能看到生命中积极长期的影响，诸如整体良好的心情和注意力。如果你不知道如何冥想，网上、书店或者在你的社区中，都有很多资源可利用，快去探索考虑开始一次冥想练习吧！

用你的创意改善心情，这里有个练习你可以尝试一下，有助于将消极思维变得不那么烦恼。

在下面的空白处，请写下你的消极思维。并在旁边的方框中画出消极思维可能的样子，或许是一只动物、一个人或是一件物品。也许是一只有五个头的怪物。无论你把它想象成什么样子都是有依据的。

在你对消极思维的描述下方，写出另一个通过你所希望的方式改变了消极思维的一个想法。在这个重塑的想法旁边，画出这个想法可能的样子，诸如一只动物、一个人或一件物品。

你完成画作后，相互对比一下，看看有什么差别？你更喜欢哪一幅？这是一次有趣的视觉呈现，看看它们是如何创造性地调整你的思维。

□听音乐

音乐能抚慰身心，这个疗法已经被使用了一千年。莎拉在感到抑郁时，找令人开心的音乐来听，她就感觉开始好转了。选择那些可以振奋心情的乐曲经常听听。

□做点有创意的事

创造性的活动有益于健康。无论是画画、表演、写作，还是制作陶器，你可以选择以任何方式自由表达自己。你不一定要成为一名艺术家，能在创造某种东西时获得乐趣即可。这个过程本身是享受的；但当你已经创造出东西来时，你还能看到且感受到创作过程中的影响，无论是沉浸于一种成就感中还是欣赏你的手工作品。看看你刚才在上面进行的绘画练习。

□ "假装如此"（Act as if）

"假装如此"是认知行为疗法中常用的策略。与"假装是这样直到你能做到"是一样的思路。这句话的意思是，即使你没有确切的感受，仍假装你确实如此那样表现。例如，你害怕进到一个不熟悉的环境中吗？没有人需要知道你是紧张的。让你的头脑保持亢奋，漫步进入那个新环境中，就像你拥有了你所需要的所有信心一样。

你这么保持"假装如此"下去，最终你将不再是假装表现。积极思维的过程也是这样演变的。你现在也许感觉难以实现，因为你一直在努力打破消极思维惯性，但你越倾向于按认知行为疗法的技巧模式去走，就越熟悉这种新的思维方式。在意识到它之前，控制消极思维将变成像是日常惯例的一部分。

你如何保持积极的状态

在这一章节中，我们已经谈到一些关于维持一个更为理性客观态度的意见和练习。你是否已经尝试其中一些了呢？这一章中有很多功课要做，所以应该好好思考那些能帮助你获得或保持积极状态的事情——或至少那些你认为可能会有帮助的事情。将它们列在下面的横线上。请记住，这个清单是独一无二、只属于你一个人的。因为没有完全一样的两个人，所以也不会有完全一致的两份清单。因此，什么会帮助你保持乐观向上呢？你想要尝试的想法都有哪些？

_____

_____

_____

根据梅约诊所的提示，积极思维能够帮助人减少焦虑，提高处理生活问题的能力。它可能还有其他作用，包括更长的寿命、更低的抑郁症患病率、更好的免疫力以及更小的心脏病风险。

回顾

　　第六步谈的是打破消极思维模式，因此在这一章节中，你已经了解了很多针对长期以及当下的练习方法，以帮助你打破消极思维模式。我们常常没有意识到自己的想法是多么扭曲和消极，直到我们开始注意并在思维记录表格上记录它们。这个方法将消极思维模式改造成更健康、更理性的思维模式，将我们的观点从消极转向客观。这就是为什么要用认知行为疗法来对付抑郁症的原因，因为它在很大程度上能让人们的生活变得更好。你从这一章中受到什么启发呢？请写在下面：

————————————————————————

————————————————————————

————————————————————————

作业

　　到下一个星期，如果你的心情又坠入消极轨道，请填一个思维记录表。试着一天记录几次，直到让你的消极思维看到光明。还可以用自己创作的箴言来让自己保持客观地去思考问题。到了周末的时候，写下自己的经历。你是否注意到心情的转变，哪怕只是细微的变化？你是否被某种特别的认知扭曲所牵引？请在下方回忆：

_____

_____

_____

　　你是否发现自己经常会小题大做？可能你的习惯中是其他认知扭曲中的一种（或许你同时在与多种认知扭曲抗争）。先从思考这种扭曲的思维从何而来开始。如果你倾向于小题大做，请花时间回忆一下你之前的生活中是否想到一些糟糕的事情即将发生。它发生了吗？现在请将你担心要发生的事情写下来。对比这两种情境。这两种境况有什么相似之处？

_____

_____

_____

　　请回顾前面提到的能帮助你保持客观理性的方法。这个星期运用其中的一种方法看看它能否让你的人生变得明亮起来？它带来了什么影响？

_____

_____

_____

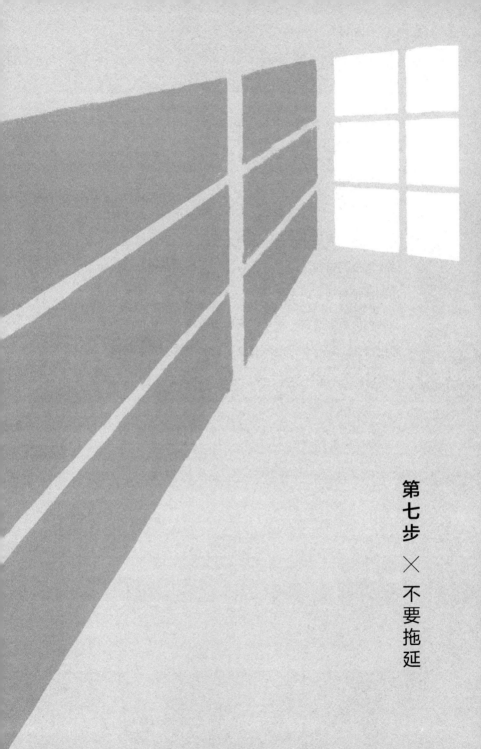

第七步 × 不要拖延

对于某些有抑郁症的人而言，一个小任务都会觉得极其难以完成。究其原因，当你处于抑郁状态时，拖延可能就是其中一个真切的问题。有的人将缺乏积极性误认为是一种懒惰，但总体而言，人们之所以拖延，并不是因为他们偷懒，而是因为他们觉得被困住了。当你感到情绪低落，以及因诸如"这有什么意义"之类的思绪而苦恼时，可能很难启动一项任务。在本章中，我们会帮助你回望那些让你把事情搁置一旁，明天再做或根本不会再碰的消极思维模式。第七步（章）谈论的是如何管理你的事务，解决事情。你准备好了吗？我们一起来看看！

拖延症的常见原因及诊治方法

拖延症并不是只发生在有抑郁症的人身上。事实上，每个人时不时都有点拖延症。可能我们把事情搁在一边，是因为我们担心自己无法胜任。或许我们想的是要把那件事做得"完美"，或许是我们认为这个任务将会"永远"都做不完。这些都是拖延的一些常见原因。让我们聚焦一些导致你个人可能拖延的潜在原因。这并不是指你不想做这件事，只是因为种种原因，你就是无法做这件事。让我们来看看在处理抑郁问题时，如何能够抵制抑郁症的常见原因，把事情完成。

缺乏日常惯例

有的人很难养成一个日常习惯，而有的人则有一个连贯的规划。如果你生活中原本也没有惯例和结构，请不要苛责自己。我们每个人都有长处和不足。如果你觉得自己难以坚持完成任务或创建惯例，可以请一个对生活比较有规划的朋友帮忙。网上也有很多资源能够帮助你进行任务管理。

由于莎拉在坚持惯例方面感到困难，她便寻找到一个技巧让自己保持注意力聚焦。她创建了一个叫"把它做完"（Get It Done）的惯例，我们将在此分享。这是基于时间管理的一种方法，叫"番茄工作法"（Pomodoro Technique）。不管你是在办公室还是在家办公，你都可以用一下莎拉的"把它做完"这套惯例，下面是三个步骤：

1. 用计时器设定20分钟的时限，然后去做你的任务，直到计时器响起。

2. 用计时器设置5分钟的时限，休息5分钟。回顾一下已完成的任务或起身走走，冥想——做一些让你平静下来的事情。

3. 重复前两个步骤三次以上，直到你完成四次20分钟的工作，以及四次5分钟的休息。

执行这套惯例需要两个小时，时间不长，但我们保证你的任务将取得明显的进展。现在请选择一些你一直拖延的事情，用接下来的两个小时往前推进。两个小时后再回到这里。使用这套"把它做完"惯例有什么积极影响？有哪些挑战？在休息的时候你做了什么？这个方法如何帮你停止拖延？

_____

_____

_____

我们用电脑工作时，很容易从正在做的事情中分心，去查看一些社交媒体的动态。莎拉知道有时候她也很难抑制住自己不去查看一些新闻。为了保持注意力并专注在事务上，我们建议不要打开社交媒体。然而更好的办法是，用一些免费的时间管理软件暂时关闭那些网址。另外再抽出时间去跟进社交媒体。

你不想做的任务

你的待办事项清单上可能会有一些任务是实在没有动力去做的。这类事情可能包括整理跟税收相关的文书，清理屋子，打扫院子，等等。这些事情看起来令人不悦的原因之一是，它们都让人感觉无从下手。在这种情况下，请尝试将一个你不想做的任务分解成多个部分。

你不需要立即去做那件事。可以这么想：如果你面前有一盘食物，你会一下子把所有食物强塞到嘴里吗？这不会是一次愉快的体验，而且甚至会导致反胃。你一口一口地吃——先吃一口鲑鱼，再吃一口花椰菜，然后一口米饭（是的，我们要吃得健康一点）。所以，我们练习看看吧。

选一个压得你透不过气的任务，将其分解成10个步骤。举个例子，比如你的待办事项清单上有一项是清理屋子，但你一直拖延没有完成。你可以把这个任务分解为10个小步骤，比如"清空/打扫所有房间"，然后"给所有房间除尘"等。或者你可以一次清理一间房间——比如，先"清理卧室"，接着"清理厨房"。你还可以进一步分解这些任务。例如，清理卧室时，一个步骤可以是"清理咖啡桌"。清理厨房时，一个步骤可能是"清理火炉顶部"。如果你已经在这里列出了任务的步骤，请尝试做清单中的前两项。后面你会发现做得很顺利。

_____

_____

认为需要花很长时间

我们逃避做一件事的一个原因是我们认为它会"永远都做不完"。任务似乎无穷无尽，望不到头。如果你一直在练习莎拉的"把它做完"惯例，并且将你不想做的任务分解成更小的步骤，你会开始认为事情是有可能在一段合理的时间内被完成的。然而，认为某件事"永远都做不完"的扭曲想法仍可能会出现。实际上，没有什么事是需要花上你整个生命去完成的，除了你自己的生活本身。

看看你在前面模块创建的清单，评估每一个步骤需要花费多少时间完成，或为另一个任务创建新的分解步骤。从实际去评估某件事需要多长时间完成，这会让你确信，这件事不是真的"永远做不完"。任何长期目标，如果你根据一系列可行的步骤去处理，你就能完成目标。请在下面预估你的任务完成所需的时间：

_____

_____

感到焦虑

当我们对要出色完成任务而感到焦虑时，会倾向于逃避做这件事。当然，你现在可以回顾认知行为疗法的技巧，以帮助完成任务，但很重要的一点是，很多人其实都会逃避让人焦虑的任务。

当认为无法表现完美或把事情搞砸这类想法给你带来焦虑而导致拖延时，请直接告诉自己，你会尽最大的努力去做。通常当你采取了第一步行动时，焦虑就开始消退了。如果推动自己采取行动，你会发现焦虑有些变化。一旦你开始行动，焦虑通常就会减轻。另一种你可以采用的方法是找到一句箴言，提醒自己当下正在尽最大的努力在做了。可能只是简单的一句话，如"我正在尽最大努力"。莎拉的朋友玛吉·埃思里奇（Maggie Ethridge）给了她一句很好的箴言："我专注于正在做的事，而不是我此刻的感受。"因此可以向玛吉学习，专注此刻正在做的事。你所需要做的就只是正在进行中的事——哪怕做的只是在床边晃腿，以及站起来面对新的一天。

什么事情会导致焦虑？可以用来帮助自己专注当下而不是结果，以坚持完成工作任务的箴言是什么？

_____

_____

_____

不相信自己

感到抑郁时，很容易养成自我怀疑的习惯。如果你不确定自己的能力是否能做成一件事或认为做不了，这时候拖延很可能就会浮出水面。对自己的能力感到怀疑没关系，你如何应对这种感受才是最重要的。

下面有一个好方法可以应对诸如"我做不到这样"的想法。回想一次你担心自己做不到某件事，但最后还是做成了的经历。这里有一个莎拉个人的例子：莎拉上大学的时候，她觉得自己在学校里无法独自应付慢性焦虑，害怕离开父母。她的第一想法就是拖延。在高中毕业到上大学之前体验一次"间隔年"似乎是个不错的计划。然而，她知道拖延会让拿到本科学位的希望更渺茫，于是她催促自己去上大学。现在，当莎拉觉得某件事做不到的时候，她就提醒自己那次她所做的里程碑式的选择，她战胜了自我怀疑。莎拉相信自己能够做得到，你也可以的。

花点时间想想是否有一次经历，你起初认为不能完成某件事，尽管自我怀疑但最后还是做到了。我们都有过那样的时刻，无论是大事还是小事，它们都是有意义的。如果你正处于抑郁中，要应对那些无法清晰看待自己成就的认知扭曲时，请从外界所取得的成就看待自己。如果你没有办法精确描述自己的成就，可以寻求帮助。请在下面的横线上，写下生活中你成功解决不安全感然后完成任务的一次经历：

_____

_____

_____

为完成任务奖赏自己

冰激凌是莎拉喜欢的甜食之一。她的孩子也喜欢，虽然他们会很开心地拿冰激凌当早餐吃，但她会提醒孩子们，这是对一天结束的庆祝之餐。在她家，吃完一顿健康的晚餐后，会把冰激凌作为一个奖赏。

奖赏这个概念还可以运用到任务管理中。当你经历过自己设置的步骤最终完成任务时，找个方式来犒劳自己——正如我们从行为主义（还记得巴甫洛夫和他的狗吗？）中所了解的，结果令人满意的任务会被强化。这里有一些关于奖赏的点子：

· 和朋友出门

· 旁若无人地跳一次舞

· 喝杯奶昔

· 浏览社交媒体

· 玩一场视频游戏

· 做一做平时爱做的事

- 听个广播节目

- 看本书或杂志

- 看个电视节目

- 冲个泡沫浴

- 不用做饭订份晚餐

这个犒劳清单实际上是无穷无尽的。什么能给你带来欢乐，完成任务就可以犒劳自己——你值得拥有！请在下面的横线上，列出你完成目标后给自己奖赏的一个清单：

_____

_____

_____

质疑完美主义

"若不畏惧完美，你将永远做不到完美。"

——萨尔瓦多·达利（Salvador Dalí）[1]

如我们前面提到的，导致拖延的一个常见原因就是你担心事情无法"完美"做成。实际上完美主义会妨碍你着手执行任务。你可能会因此而倍感折磨。完美主义是"非黑即白"认知扭曲的一种症状（若需要复习，详见第二步）。如果带着这种消极想法，你要么完美实现，要么功亏一篑。害怕失败是主要的障碍，因此，你需要努力改变"完美"或"准确无误"地做一件事的想法。若改变这种想法，你要问自己是否愿意尽最大的努力。如果答案是愿意，我们也相信会是这个答案，那么你就可能有足够的信心去开始了。

---

[1] 西班牙著名画家，因为其超现实主义作品而闻名，他与毕加索和米罗一同被认为是西班牙20世纪最有代表性的3个画家。

举个例子，比如说你想打扫车库而感到无从下手：到处都堆着旧箱子，架子也塞得满满的，地板很肮脏，等等。但是你期待看到的是一个一尘不染、规整的车库。你不想清理这个车库，因为你在打扫时发现它总是不完美，也感觉到自己有种挫败感。如果你先设定一个目标去处理那一堆箱子会怎么样呢？这个周末，你先处理箱子，下个周末处理架子，以此类推，直到你的车库变成一个整洁的车库。要承认车库永远不会是一尘不染的。没有人会盯着你或记录你是如何清理你的车库的。

　　你有什么不切实际的想法认为某件事是理应如何的吗？你是否会因为有很多衣服要洗而没有一个完美的清洗室或衣物篮，所以逃避洗衣服？当然，这只是一个简单的例子，但试着用这样的逻辑线去思考为何拖延。请在下面的横线上，略记一些因为要求完美而让你气馁的任务。一旦开始行动了，请记录你是如何改变自己对那些事情的看法并鼓励自己放下完美主义的想法的：

_____

_____

_____

犯错也是一种让人进步的机会

承认自己是会犯错误的就能停止拖延。你会在生活中犯错，或许正在写一份工作汇报，但是忘记保存文档了，导致丢失了一段你引以为豪的文字。然而，这种失误并不会招来世界末日。反而，你可能有机会写出更具创意、更好的报告。我们知道你可能会对着电脑咆哮，或者在枕头上打一拳，这都没关系。我们都会时不时地被挫败，如果你需要暂时抽离出去，镇定一下，这相当正常，也是可以接受的。而且如果你必须要用力猛击枕头才能发泄挫败感，也可以。毕竟你没有伤害任何人。对着电脑咆哮也一样，因为它没有感觉。（或者至少现在还没有感觉！）只要确保遵守不带来伤害这条黄金法则——对你自己、他人或任何实体都不带来伤害就可以。此外，当采取积极的行动帮助自己往前迈进时，你还会感到一种力量和活力。可能需要花些时间才能重新回到任务上，所以也应该允许自己花些时间冷静下来。

人无完人，失误是教训，也是机会，可以让我们未来做得更好。完美主义经常会与害怕失败联系在一起，但你所能做的就是你手头的事——坚持完成你的任务并往前迈进。担心失败不一定会成为绊脚石。失误只是生活的一部分，重要的是你怎么应对那些坏运气。你可能为此感到难过，停止工作，或者你可以提醒自己，每个人都会犯错，原谅自己吧。如果你做第二种选择，会感觉好受一点。

现在轮到你回忆犯过的一次失误了。想想犯错的时间，以及是如何克服那个失误继续前进的。请写下那个经历，用这次胜利鼓励一下自己。

_____

_____

_____

完美主义为何不起作用

有些人可能认为，追求完美是非常好的。但当你带着完美的眼光去看问题时，而现实并不如计划中那样发展，你就会感到非常沮丧，加剧抑郁症的症状。如果你需要进一步被说服才能放开完美主义，那就完成你待办事项列表上的任务，下面有几个观点。

完美主义欺骗你，让你相信自己并不"那么优秀"。这是一个假象。你不需要告诉任何人，只需告诉你自己。当你开始觉得事情需要做到完美时，对自己说已经尽最大的努力了。通过提醒自己已经在努力了，并且努力是有意义的，去对抗"完美"这个概念。

完美主义让人感觉筋疲力尽。这会导致更高程度的抑郁和焦虑，让人更想逃避。请记住，这本指南书在此是要提醒你，你可以从抑郁症中走出来。帮助自己做到那一步的方法之一就是拒绝将完美主义当成逃避的借口。

完美主义会影响工作质量。因为你不想做"错"，所以你会更加拖延。如果拖延到最后一秒才去做事的话，你会给自己施加更多的压力。

完美主义会让你关注你所做事情的消极一面而不是积极的一面。实际上，你正在做很多有效能的任务。完美主义会让你忘记你自己做的好事。当你开始进入完美主义思维模式时，要提醒自己你正在做的一些积极的事情。

完美主义可能会导致你错过一些令人振奋的时机。当你以开放的心态去实现一个目标时，会看到更多实现的途径。放下完美主义，留意面前富有创意的解决方案，否则你将看不到。

回顾

　　本章着重讲了拖延症，阐述了它的负面影响、一些常见的原因，并提出解决方案。我们还谈到如何将一个大任务分解成多个小步骤，这个任务就不会让人感觉透不过气。谈到了莎拉的"把它做完"日常惯例，帮助你一步步完成一个任务，希望你已经开始用这些方法了。我们还帮你想出完成任务后可以用什么奖赏犒劳自己。由于完美主义在拖延症中扮演了很重要的角色，我们花了一些时间讨论为什么没有必要让它阻碍你完成任务。现在你有方法去对抗拖延症了，无论是什么原因导致的拖延！你从这一章中学到了什么呢？请在下面写下来：

_____

_____

_____

作业

这一周，请注意你什么时候容易犯拖延症。一旦你开始将事情搁置，请在下面的横线上记录相应的任务，并将任务分解成一系列步骤，就像在本章前面学到的那样。还要估计每一步骤会花多长时间，并备注在每一步骤的旁边。

_____

_____

_____

使用"把它做完"这套日常惯例，开始做清单上的第一项。如果你被做事情必须尽善尽美的想法困扰时，请思考怎么从另一个视角去看这个任务，再往前推进。你完成所有这些步骤后，无论它用了多长时间，都要犒劳自己，给自己一份特别的奖励。

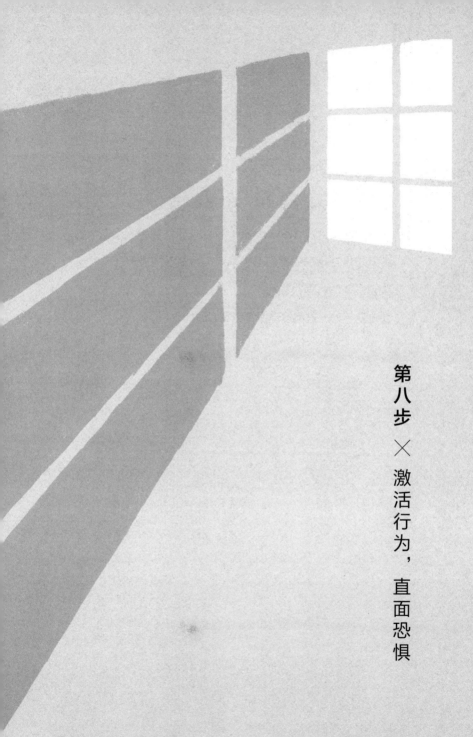

第八步 × 激活行为，直面恐惧

在前面一章中，我们讨论到一些防止拖延的方法。现在我们要深入挖掘能改变行为模式的方法——也就是认知行为疗法中的"行为"（behavior）。这一步中最重要的信息点是，行为就跟思绪一样，能够改变心情。行为激活（Behavioral Activation, BA）疗法，正是充分利用这个事实，先是在行动中看到这个事实，再渐渐增加一些有助于改善心情的行为。换而言之，通过认知行为疗法，你将学会改变行为，进而帮助提振情绪。

认知行为疗法中的"行为"

"做出行动起来的决定是最难的，剩下的就只是坚持下去。恐惧都是纸老虎。你能够做到任何决定要做到的事。你能行动起来做出改变，把控自己的生活。而这个过程就是最好的回报。"

——阿梅莉亚·埃尔哈特（Amelia Earhart）①

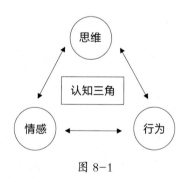

图 8-1

认知行为疗法理论提出，我们所有的经历都可以用一个三

---

① 美国女飞行员，女权运动者，第一位独自飞越大西洋的女飞行员。

角结构来分析，这个结构中的三要素包括思维、情感和行为。想象一下，这个三角形用箭头相互连接，箭头可以指向任意一个方向，表示每个角的要素都可以影响另外两个。换句话说，我们思考的方式影响了我们感受和行动的方式，但我们行动的方式也影响了我们感受和思考的方式，最后，我们感受的方式影响了我们思考和行动的方式。这三种要素都很重要，相互影响。此外，因为它们之间相互联系，如果你改变其中一个，另外两个也会跟着改变。因此，如果你不喜欢自己感受的方式，你有两个好选择：（1）改变你思考的方式；（2）改变你行为的方式。三角结构中的行为部分（如行动），已有大量的调查研究，结果显示，其与三角结构中的认知部分（如思维）一样有用。行为激活疗法背后的主要观点是，当人们感到抑郁时，就很少去参加平时经常参与的活动，这就限制了他们参与到能够改善情绪的事情中。惰性是让抑郁继续加重的重要推力之一。行为激活疗法聚焦于改变惰性，通过从"外围突进"来提升积极性，规划活动的时间，以让人们慢慢增加提升兴趣的渠道。这里有一个问题想问应对抑郁症的朋友：若孤立自己，你会得到多少好处呢？答案是：可能没什么好处。孤立往往没多少机会让自我感觉有所好转。

利用增强剂

把自己放入一个有机会获得奖励或提升机会的情境中。

奖励能让心情好起来，提高积极性。当知道我们的行为会有奖励的时候，我们更有可能行动起来。有规划带奖励的活动在行为激活疗法中是非常重要的。如果慢慢地多去参加一些积极的活动，你收获的回报将是心情变好，而且更有积极性。这里有两个很简单的案例，一个能给你带来更多快乐，而另一个能让你滑向更深的抑郁。

案例1：你养了条小狗，喜欢带出去遛遛，但今天你感觉有点抑郁。你有两个选择：（1）去遛狗；（2）继续待在床上。你选择了出去遛狗，即使你还是情绪低落。当你走出去时，遇到另一个也在遛狗的人，你会发现心情变好了。你感觉开心了点。

案例2：你养了条狗，平时喜欢带出去遛。今天你觉得有点悲伤，决定在家睡觉。你早上没有带狗出去遛，狗在地毯上出了点意外。你因为狗犯错误而开始自责。你感觉更加抑郁了。

有什么举动导致你感觉更加抑郁？如果你情绪低落，可能很难去改变那个模式。请在下方写出目前在做的让你感到失落的事情。

_____

_____

_____

持续改善（Kaizen）

Kaizen是一个日语词汇，意思是"持续改善"。这个概念可以和行为激活疗法结合起来，帮助我们开始做出行动，专注一些小步骤，然后逐渐将它们变成更大的行动。例如，西蒙想在珍贵的闲暇时光去跑步。有的时候他的自动思维是不太想跨出门这第一步。他会怎么做呢？他告诉自己："我想做的只不过是穿上我的跑步装备，然后走出门。如果我出门后没有跑步的冲动，我可以再回来。"西蒙跟我们分享，他从没在穿上装备出门后选择返回家中，而是出去锻炼。为什么呢？因为他开始了第一个小步骤，让他有了小小推进的动机进行下一步，最后形成良好的日常锻炼惯例，这让他最终在身体上和心理上都感觉良好。

激活行为，改变思维方式

在改变行为方式时，你也会改变思维方式。因此行为激活疗法的另一个目标就是改变行为方式，这样你就能创造新机会让自己从另一个角度去看待事情。让我们看看下面的例子。

莎拉早上一醒来就想，"今天会很糟糕"。如果她这么想，不管这个想法是否正确，她的积极性和心情都会很糟糕。她可能决定回去继续睡觉。她若这么做，就失去与改善情绪或奖励有关的机会了。比如她待在床上，带着所经历的悲伤情绪，心情就可能继续抑郁下去。

那天快结束时，她听到电话响了。她可能会选择忽视电话，因为她自动冒出来的想法是："没有人在意我，所以我为什么要接电话呢？"就这样她又失去了一次与改善情绪或奖励有关的机会。你觉得莎拉在那天晚上是什么感受？如果你的回答是"甚至更糟糕了"，你可能猜对了。

当莎拉有"今天会很糟糕"这种想法时，她可以选择什么样的做法呢？

设想一下，然后在下面横线处写下来。稍后我们会让你知道莎拉可以做的事。

_____

_____

_____

行为激活疗法和抑郁症

克里斯托弗·马特尔（Christopher Martell）博士（行为激活疗法的创始人之一）认为，环境因素可导致抑郁，因此为了改善心情，环境是一个更有效的干预因素。你可能有家族抑郁症遗传基因（如果你家里有人得过抑郁症），但并不是每个有遗传基因的人都会患上抑郁症。马特尔博士专注研究了行为模式以及一个人所处的环境如何导致抑郁症。一个人可能是因为被孤立而感到孤独；或许他们很难打破一种逃避模式，这种逃避模式能帮助他们在短期内感觉良好，但从长期上看并不是一个有效的应对策略。这就需要行为激活疗法介入。这种疗法可以帮助被抑郁症折磨的人们改变他们正在做的事，逐渐改善他们对自己以及对当下生活的感受。

计划一些有幸福感、易驾驭的活动

我们生活中都有一些喜欢做的事，有些活动能给我们带来欢乐和愉悦：诸如听音乐、看一部好电影、读一本好书，或者吃一顿美餐。这些事情可能不会给我们带来成就感或驾驭感，但做这些事情会让我们感到快乐。生活中有些事我们可能不是那么想做，却能够从中获得很大的成就感：诸如清扫卧室、整理积压的邮箱或洗衣服。做这些事的时候可能不是那么愉悦，但一旦做完了，我们就有一种征服感。有些事同时属于这两类——做的时候心情愉悦，做完也有成就感。像做运动和慈善事业可能就是如此。

抑郁的时候，你很难记住这些事情——更别提做这些事的积极性了。这时候每周的活动观察和规划表就可以派上用场了——它让你更加具体清晰地了解一些与改善情绪相关的活动细节，让你在愿意尝试这些事情时做好规划。请先用下表的表达追踪记录具体某一天或一周里的相关活动和情绪状态。然后用这个表格计划一些你喜欢做的事，以及你想做这些事的时间。这个表格还可以帮助你生成一个提振情绪的活动清单——关注你过去曾经做过的事情，最近做的事情（不仅是你喜欢做的），或者从没做过但预计能带来帮助的事情。还要关注你的所有感官感受——诸如你喜欢闻到、吃到、碰到、看到以及听到的东西是什么。

表 8-1

	活动（地点，日期，时间）
星期一	
星期二	

	活动（地点，日期，时间）
星期三	
星期四	
星期五	
星期六	
星期日	

根据上面一周活动观察和规划表，请列出三种能给你带来快乐的活动：

_____

_____

_____

请尝试每天至少做一种能给你带来快乐的活动。

在下面这个表中，请在每个活动之前和过后对你的抑郁、愉悦和成就感程度进行评分，等级从0到10。

表 8-2

活动（地点，日期，时间）		抑郁	愉悦	成就感
	之前			
	过后			

活动（地点，日期，时间）		抑郁	愉悦	成就感
	之前			
	过后			
	之前			
	过后			

感觉好转

还记得莎拉是为何认为今天会是糟糕的一天的吗？让我们来看看她会怎么想，以及会做什么事情来让她的那一天有个更好的结局。

莎拉一起床就觉得，"今天会很糟糕"。她的情绪已经很低落了，想上床睡觉。但她用"持续改善"这个概念，改变了自己的思维，于是她认为，"我要做的只不过是将我的脚放到地板上，看看感受如何"。一旦她把脚放下来，她就意识到自己可以站起来。她起来了，并且注意到自己下了床，她受到了激励，开始感觉好了一点。接着她想，"我只需给自己冲杯咖啡就可以了"。

莎拉来到厨房，给自己冲了一杯咖啡，慢慢品尝着。现在她顺利向前推进了！她又冒出另一个自动思维："我今天什么都不想干。"但她没有听从那个消极的声音，而是告诉自己："我只需要给珍妮打个电话，看看她是否想出来一起吃个午饭。"于是她给朋友打了个电话，她们约定了时间一会儿见面。她的心情已经开始好转了。原因在哪儿呢？因为莎拉（a）激励自己而不是一直待着不动，（b）完成一些小事，（c）计划一个她有所期待的愉快活动，以及（d）听到消极思维但不让其阻止她朝着正确方向做积极的事。如今莎拉有很多机会能够获得提升或奖励。

那天快结束的时候，因为没有待在床上，她还有点活力和积极性，所以当听到电话响时决定去接电话。她可能还是有类似"没有人关心我"这种想法，但由于出去和珍妮见面，她更可能去想一些不那么消极的事情。所以她没有忽视电话铃声，而是去接了电话。珍妮说她今天度过了一次很开心的午餐时光。你觉得莎拉在那天晚上是什么感觉呢？如果你的回答是"感受好转"或"开心"，你可能就猜对了。

如果你认为自己的行为方式影响了日常生活，请花些时间想一些问题，如你可以做些什么转移消极思维的影响。拿起笔，在下面写下来：

_____

_____

_____

给有问题的行为画上句号

你可以尝试做下面的练习，来改变自己的行为。就以下这些问题问一下自己：

1. 如果我认为这样可以的话，我想完成什么事？

2. 如果我认为这样可以的话，我会感受如何？

3. 这个行为对我的人际关系有影响吗？如果有，是如何影响的？

4. 我做些什么可以停止我的行为？

5. 我知道如何停止它或者我需要他人的帮助吗？

直面你的恐惧

"从长远来看，回避危险并不比直面危险更安全。害怕危险的人其实遭遇的危险与勇敢的人一样多。"

——海伦·凯勒（Helen Keller）[1]

当你感到害怕时，有时候很难去改变自己的行为。这是合理而且可以理解的。这时候一些暴露疗法（Exposure Therapy）的概念可能会有帮助。

暴露疗法（这种方法可以自行使用，或者，如果觉得太有挑战性，可以在医生的指导下进行）的目标是改变对某种恐惧的反应。它的理念是循序渐进、不间断地去面对感到害怕的事情（假设相对于其他人对同一触发因素的反应，你的恐惧过多或不合常理），每次与其保持足够长时间的接触，以让你的焦虑达到顶峰然后降下来，并且用足够长的时间从触发因素或对它（例如纠正

———————————

① 美国作家、社会运动家及讲师。著有《假如给我三天光明》。

不正确的思维）的恐惧中学到新的东西。有大量的研究表明，暴露疗法能非常有效地克服恐惧，控制焦虑。

如果你想要激励自己的行动（比如出去和朋友吃午餐），但需要乘坐公共交通工具才能到达地点，而你害怕坐地铁。根据暴露疗法，你可以建立一个"暴露等级"，其中带来最少焦虑的因素放在最底部，带来最多焦虑的放在最上面。

举个例子，你可能最先想到的是该怎么上地铁车厢，接着是可能要走路去地铁站，然后你要走下楼梯，再是要买地铁票，接着要乘坐地铁过一个站，等等。通过系统性地将你遇到的挑战分解成小步骤，然后一个个去面对它，从最简单的步骤开始，你就会感觉到焦虑在减少，心情也随着变好。同时你也开始实现目标，真正去坐了一次地铁（例如，你会有一种成就感）。

暴露疗法可能听上去是一个缓慢的过程，但人们常常会在每一步中铆足劲，成功完成最初的一小步就能获得信心，开始以更放松的心态去完成更大的步骤。

暴露疗法已经成功帮助很多人直面恐惧，被很多专家认为是成功治疗焦虑的最重要的方法。然而，有时候你的恐惧和焦虑太具挑战性以至于你无法自己面对（比如你可能有焦虑障碍，伴随着抑郁症），意识到这一点很重要。

在这种情况下，要考虑寻找一个能引导你面对和克服恐惧的专业医师。

暴露的类型

每个人面临的恐惧各不相同。有时候直面恐惧会很困难，这是完全没关系的。去面对一直害怕的事需要一定的时间，尤其当你一直在逃避那种事情的时候。然而，还是有一些方法可以让你直面恐惧并克服它们。先从承认恐惧并找到最合适的暴露方法开始着手。看看下面这些暴露类型：

想象暴露（Imaginal Exposure）

这种类型的暴露是让人描绘或想象他们内心的恐惧图景。比如说你害怕在加油站给车加油，因为你怕会把汽油溅到身上。你可以想象一下，自己正在加油站给车加油，这样你就能够对付这个恐惧。你可以通过想象不小心把汽油溅到身上会怎么做，来直面这个恐惧，比如你可以向加油站的服务员求助。

实境暴露（In Vivo Exposure）

相对于想象一个场景，这种类型的暴露疗法要将恐惧直接暴露在真实的生活中。例如，如果你害怕坐电梯，那就去一个商场盯着电梯看，最后反复去面对自己乘坐电梯时的恐惧，直到不再害怕坐电梯。

虚拟现实暴露（Virtual Reality Exposure）

在这类暴露疗法中，结合了两种暴露类型（想象和实境）。你被放在一个看似真实但实际是计算机生成的情景中。例如，你害怕蜘蛛，你可以设置一个在现实生活中看到一只蜘蛛的仿真情景，但那只蜘蛛只不过是计算机生成的。这是既运用想象又直面恐惧的一种折中的方法。

内在感觉暴露（Interoceptive Exposure）

进行这类暴露疗法的人要暴露自己去感受某种感官感觉。这样他才能有一个更为实际的感受，评价这些感受是否带来危险或威胁。它的目标是直面身体上的感觉，然后识别与体内感受有关的功能失调的思维。当一个人能够面对这些感官感受的时候，他就能明白那些感觉不是危险的。

哪种暴露方法可能对你是最有效的？如果要把你自己暴露在你害怕的事情面前，接下来你会怎么做？请在这里写一下：

_____

_____

_____

自己进行暴露疗法练习

1. 列出一个你的焦虑清单——可能是一些情境、地点、感觉、图像、思维，甚至是一些感受。

2. 如果你不得不面对清单上的那些焦虑时，你会是什么样的感受？请给清单上的每一项评定等级，从0（一点都不焦虑）到10（极度焦虑）。

3. 根据等级将清单从最低级到最高级调整一遍。

4. 选择一个低等级的事项（例如3分那项）优先处理。因为选太低级的话你可能无法从这个任务中获益，选太高等级的话可能完成的难度太大。

5. 先提前写下你担心会发生的事情是什么，然后记下它真正发生时你是怎么知道的。

6. 实施你的暴露疗法。与恐惧共处足够长的时间，以感受到你的焦虑达到一个顶峰，然后开始下降。（做这一步的时候可以记下焦虑等级变化，包括在做之前的、进行中的，以及做完练习后的）

7. 寻找一些可支持以及跟你的预测情况相反的证据。记录你从做这个练习的过程中学到什么。

8. 重复第1步到第7步，直到你面对那件事不再有焦虑（或只是很小的焦虑）为止。

请在下面写下你做这个练习的经历：

_____

_____

_____

改变行为就是改变生活

行为激活疗法帮助我们通过改变行为方式来解放自己。你本身并不等同于你的思绪。思维和感受是可以通过行为上的改变来塑造的。在一天最开始的时候，你可能感觉很无望，但若通过参与一些能带来快乐或易操作的活动来激励你自己，你就能够将自身从那些感受中抽离出来，并且发现心情每天都会变好一点点。相信你有能力去改变思维和行为方式。请尝试做本章中的练习，看它们是否能让你每天的心情发生些变化。

回顾

在本章中，我们谈论的是行为激活疗法。改变行为能够改变思维和感受，反之亦然。我们聊到了一些能改变有问题行为的具体方法，不再让它们影响你的生活质量。当你感到抑郁的时候，消极思维就会出现——但它们不一定能控制你的生活。我们还谈到恐惧是如何影响我们的行为方式和思考方式的。然而，我们没有必要让恐惧妨碍我们改变自己的行为。与恐惧有关的强烈的生理反应可能确实会让我们感到麻痹，让我们无法在生活中继续前行。我们也讨论到如何识别恐惧，并介绍了几种可以帮你面对恐惧的实践方法。我们还认识到当面对恐惧发生时大脑里发生了什么，以及我们的身体是如何回应的。暴露疗法是一种很好的方法技巧，可以帮你将所恐惧的东西分解成更小、更易于管理的步骤，渐渐系统性地去面对恐惧，并让你知道其实自己可以克服恐惧。然而，如果恐惧或焦虑看起来无法抵抗或不知道从何下手，可能最好的办法是寻求一个了解暴露疗法的医生的专业帮助。

现在你对如何应对恐惧有了进一步的认知，那么请继续向前迈进。当面对恐惧时，你将感觉更有信心。当遇到其他恐惧时，你也知道该怎么应对了。你从这一章中学到了什么呢？请在下方写一写：

_____

_____

_____

作业

这个星期，你可以开始抽一两天填写每周活动表。简单监督自己的活动，一天记录三次都做了些什么，与每个活动有关的愉悦感或征服感（从等级0到等级10），以及活动对心情的影响。你看出有什么联系或特征吗？如果有，可以在下面横线处写下来。

接着，在监督活动的同时，还可以开始列一个关于能带来愉悦感和征服感（或者理想上）的事情清单，这样你就可以开始计划这一周的日程，帮助自己感觉更好一点。也许你想跟朋友见个面，出去跑跑步或去遛狗。

在这个表中添加你这个星期的目标。一旦开始，请记住"持续改善"这个概念。提醒自己可以从一个小步骤开始去改变自己的行为，然后看看之后（而不是之前）的积极性和心情有什么变化。如果你正在经受消极思维，请看看是否能够通过挑战它们，关注它们，然后放手，再选择不同寻常的方式对付它们，不管那些消极思维在叫你做什么。

最后，如果你发现恐惧正阻止自己参与一个想要专心的活动，可以用本章中提到的步骤去应对挑战。

_____

_____

_____

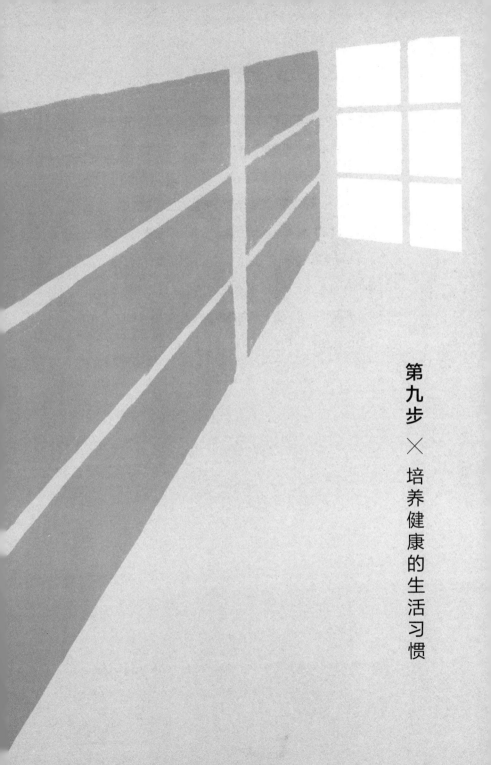

第九步 ✕ 培养健康的生活习惯

现在你已经对如何对付抑郁和直面恐惧有了更好的了解，该来谈谈如何培养一些健康的生活习惯了。抑郁症会影响生活的各个方面，防止感到抑郁最好的方法就是参与到带来生理愉悦的习惯中。一旦你感觉更健康了，抑郁的症状会更加容易管理。第九步（章）侧重从运动、健康饮食、服用补品以及走出门等方面来缓解抑郁情绪。其中有些事情是凭直觉可了解的，但其他的你可能没有想过。即使你对这些建议耳熟能详，但还是有必要提醒一下。这一章将健康的生活方式分解成几个方面，你可以将其中一些建议纳入你的日常习惯中。

运动的好处

你可能也了解，理论上运动会让感觉好转，但关于运动为何有用，有很多具体的原因。简而言之，有规律的运动可改善身体和心情状况——做一些体力运动已被证明能够提高生活质量，甚至延长寿命。无论是什么年龄、体重或是身材，谁都可以参与运动。在尝试任何运动之前，请咨询医生，确保你将要进行的运动对身体是无害的。在这之后，你只需找到有益健康且在自己能力范围之内的一套惯例就可以了。运动不仅适用于每个人，而且对那些有抑郁症的人尤其有益。让我们来看看有规律的运动在哪些方面可以帮助有抑郁症的人。

增加活力

规律性的有氧运动，比如散步和跑步，可增强心血管系统，养护心肺，进而提高身体的活力水平。它可以给身体和大脑输入氧气，帮助将所吸收的营养送达身体里的恰当部位。当运动成为日常惯例时，你会发现感受好多了，而且日常活动看上去也更容易完成了。

　　莎拉出门散步的时候，她觉得全身清爽，并且有动力去处理一些需要她完成的世俗事务。现在作为一个妈妈，莎拉还在不断地前进，照顾她的孩子们的需求，而且还将接送孩子上学、放学纳入她的运动日程——步行2.5英里到他们的学校，一天两次。这个你也可以做到的。想想有什么方式可以将运动加进日常惯例中。不需要做高强度的运动，只需做一些能让你在那一天中愉悦的事情就好。

释放脑内的化学物质

　　在运动过程中，身体会释放一种"有愉悦感"的化学物质，叫作内啡肽，这种物质会引发全身的积极感受。从化学成分上看，内啡肽与吗啡（没有成瘾的危险）相似，这就能够解释为什么有些人在一次良好的锻炼之后，会感到一阵狂喜。一般来说，当身体状态好了，大脑会感觉良好。

　　并且如你所知，自我感觉良好对缓解抑郁的一些症状大有帮助。事实上，根据医学网站的说法，有规律的体育锻炼给心理带来的一大好处就是提高自尊。甚至在抑郁期间，如果做一些能释放内啡肽到大脑的事，你仍能感到放松。想想生活中发现自己真正感到快乐的时光，什么活动能让你释放那些快乐的化学物质？

甚至心情低落时，是什么提升了你的情绪？在列清单时，好好想想所有的感觉（视觉、嗅觉、味觉、听觉以及触觉）。

进入社交环境

集体运动是与他人相处的一个好方法，也可以一起追求健身的共同目标。社交并不是必要的（尽管随着时间流逝它可能会自然发生）；但集体运动的目的更多是和他人共处。如果你定期参加你喜欢的课程——比如普拉提、瑜伽、武术或拳击等，你总会结交到一些朋友。因为你们都参与了同一种活动，有一个共同的纽带，这提供了一个绝妙的聊天开头："你觉得今天的课怎么样？""强度有点大，但我能跟得上。"

你终会在一个集体运动课程中获得良好的锻炼，在跟同一群人接触一段时间后，你可能还会收到（或发出）邀请，跟他们出去喝点什么。与其他人待在一起，是对抗抑郁症进而培养更健康生活方式的一个重要步骤。

其他可释放内啡肽的活动

吃巧克力

可可豆和黑巧克力含有少量改善情绪的成分，包括苯乙胺和可可碱。你经常吃巧克力的话，这些组织成分会给你的大脑提供相当多的内啡肽。

大笑

看一个有意思的节目，跟朋友讲工作中的一些蠢事，或者找另外的方式嘲笑自己卖命工作。大笑是让内啡肽进入大脑的一个好渠道。

听音乐

听最喜欢的歌并唱出来，是另一种让内啡肽流动的好方法。当你的脑海里流露着音乐的涌动时，内啡肽就会出现在这个派对氛围中。

从消极思维中分散注意力

人们常常告诉莎拉，人大多数时间是活在自己的幻想中。莎拉发现，有规律的运动，无论是散步还是去上跆拳道的课，都可以帮助她接纳自己，更好地应对抑郁或焦虑的感受。在我们独自思考时，抑郁的攻击常常最猛烈。对付消极的自我暗示最好的方法就是起身，然后出门走走。

"真正的愉悦感来自大脑活动和身体运动，这两者是互为一体的。"

——威廉·冯·洪堡（Wilhelm von Humboldt）[1]

---

[1] 柏林洪堡大学创始人，著名教育改革家、语言学家以及外交学家。

运动目标

了解了运动的各种益处之后，接下来该好好思考运动如何能帮助改善情绪了。抽点时间想想你喜欢的运动。什么类型的运动能让你身心都感到愉快？你喜欢游泳、散步、跑步或其他有氧运动吗？或许还没有尝试过但又很感兴趣的运动？请在下面的横线上，写下你想要尝试的运动类型，以及后来它给你带来的感受。

_____

_____

_____

常规的运动计划样本

如果你不知道从何下手，这里推荐一个运动计划。在开始这个常规计划之前，请你确保已咨询一个专业医师，确认运动对你的身体是有益的。如果到体育馆去做运动，请咨询里面的教练，确保安全使用设备以及做有益的运动。如果是在家锻炼，请观看相应运动的指导视频。

有氧运动

这种类型的运动对心脏比较好。请尝试20到30分钟的步行或跑步，一周四到五次。保持自己的节奏，做你力所能及的事。如果必要的话，先从小一点的运动量开始。

灵活性/拉伸

除了提高心率，拉伸肌肉也很重要。做一组20至30分钟的缓慢拉伸，一周三次。每个拉伸动作应保持10到30秒。

力量

做各种各样的力量训练，让身上主要的肌肉群运转起来。目标一般是每套动作重复8到12次。力量训练一周两次。

表 9-1

运动	频率	时间
有氧运动	4~5次/周	20~30分钟
灵活性/拉伸	3次/周	10~30分钟
力量	2次/周	每套动作重复8~12次

健康饮食

健康饮食对保持良好的心理健康是至关重要的。虽然饮食不能治愈抑郁症，但它是保持身体和心理健康的重要因素。如果我们给自己的身体提供必要的营养，大脑就会接收到信息，这样我们就能朝着正确的方向前进，感觉更好一些了。没有专门的"抑郁症用餐计划"，但有很多食物吃了有助于身心疗愈。我们的目标是吃一些富含生命素和矿物质的食物。在这一节，我们将细谈与健康多样饮食有关的具体食物，重点谈那些改善大脑健康的食物。请记住，当你胃口不好时，吃东西也是很重要的。

提升情绪的超级食物

从绿色蔬菜和蓝莓到鱼类和蛋类，这些食物相较于其他食物可以更好地保持大脑的健康，因为它们含有有益于大脑健康的营养成分。一个健康的大脑可以帮助你防治抑郁症。让我们看看你的冰箱里可以选择放些什么好东西。

香蕉。这种受欢迎的水果富含酪氨酸，这是一种氨基酸，能够增加让人快乐的重要的神经递质多巴胺。香蕉富含维生素B6，它能帮助大脑把色氨酸转化成让人快乐的化学物质血清素。

你在抑郁时有过失眠经历吗？如果有，可以在睡前吃一些含有"让人想打瞌睡"的色氨酸的食物。香蕉含有少量的色氨酸，所以你会发现，如果睡前吃根香蕉，睡眠质量会变好一点。

浆果类。蓝莓、黑莓、小红莓以及草莓都含有类黄酮花青素。类黄酮是一种抗氧化物，它可以帮助保护大脑组织不受损伤，也可以抵御癌症和其他重大疾病。

鸡蛋。噢鸡蛋，我们多么爱你的无所不能！鸡蛋含有氨基酸、Ω-3脂肪酸、维生素A、维生素D以及生物素，而且还不止这些。鸡蛋还有丰富的矿物质，比如锌和镁，是公认的抗焦虑的物质。鸡蛋是补充维生素B的绝佳来源，尤其是B12，这能支撑一个健康的神经系统。鸡蛋还有高含量的蛋白质，所以吃了它能让身体有饱腹感。我们知道鸡蛋也能够保持血糖平稳。总之，鸡蛋是让你保持心情和大脑健康的绝佳选择。

绿色蔬菜。深色带叶的绿色蔬菜，如羽衣甘蓝和菠菜，具有丰富的维生素A、维生素C、维生素E、维生素K,以及矿物质和植物素。尤其是羽衣甘蓝含有丰富的叶酸，这是一种很重要的营养物质，有助于调节情绪。有研究显示，重度抑郁症的发生与叶酸缺乏有关。

三文鱼。三文鱼和其他多脂的鱼含有丰富的Ω-3脂肪酸，有助于情绪调节。其他食物像亚麻籽和核桃，也含有Ω-3脂肪酸。如果你是素食主义者（或你不吃鱼和其他有Ω-3脂肪酸的食物），你可以服用Ω-3脂肪酸的替代补品。莎拉很幸运，她喜欢吃三文鱼，她的孩子也喜欢吃。在烹饪之前，洒一点酱油在鱼身上，味道会更好。

据梅丽莎·布鲁内提（Melissa Brunetti）介绍，她是研究饮食与心理健康的营养学家，对于一个被抑郁症折磨的人而言，一顿好的早餐应该有鸡蛋和牛油果——膳食中富含Ω-3脂肪酸、维生素D以及其他脂肪酸。再加上一片全麦面包，你的大脑会享受一顿快乐的大餐。

你的菜单上有什么?

有让你开心的食物吗？你喜欢吃三文鱼吗？喜欢牛油果吗？花些时间想想让你开心的食物，然后想想那些没有让你开心的食物，在下面的横线上列出提升情绪的食物和感到沮丧的食物。

有些食物和饮料短期内能让人感到开心，但长期来看对身体不是很好。经常摄入过多糖或太多酒精饮料（尽管喝的时候是愉悦的）可能让人更加抑郁。

_____

_____

_____

地中海式饮食

地中海式饮食（Mediterranean Diet）中包含丰富的新鲜水果

和蔬菜、全谷物（粗粮）、豆类、脂肪含量低的蛋白质以及橄榄油，被认为是目前世界上最健康的饮食之一。你想把地中海式的风格融入饮食习惯吗？可以试试下面这些简单的小建议。

用植物油烹饪。橄榄油是单一不饱和油脂的重要来源，可以用它来烹饪和烘焙。像菜籽油也是健康的，富含对身体有益的Ω-3脂肪酸。

食用脂肪含量少的蛋白质。这点要从先淘汰（或至少是减少）饮食习惯中的红肉开始。尝试吃火鸡、鸡胸肉、三文鱼或豆类食品。鱼类尤其是一种健康的选择，因为鱼肉含有丰富的Ω-3脂肪酸，正如你所知，其有益于大脑健康，能提升情绪。

吃多种蔬菜。一天以吃3到8份（1份=1/2至1杯）的蔬菜为目标。吃各种各样不同颜色的蔬菜，这样你才能获取不同抗氧化物、维生素和矿物质的健康效益。

拿水果当甜点。如果你像莎拉一样，饱餐一顿之后经常想吃甜点。防止长蛀牙的一个好办法是用一些水果替代布朗尼蛋糕。水果是获取日常纤维素、维生素C和抗氧化物的一个极好途径。纤维素在饮食中有非常重要的作用，而我们所吃的东西中纤维素含量远远不够。它可降低结肠癌的发病率。晚餐后，可以做一大份水果沙拉好好享受一下。

结合前面的建议想想一天的用餐计划，写在下面的横线上。你不需要过于具体地去创建一个详细的菜单，只需要简单写一下在超市买的做早餐、午餐、晚餐和饭后甜点的食材。

_____

_____

_____

对情绪提升有帮助的营养补品

维持身体、心理健康的一个重要因素是获得适量的维生素、矿物质和其他必要的营养。尽管最好是要从食物中获得这些营养物质，但这常常不太可能，因此有时候你需要吃一些营养补品。下面来看看需要哪些补品。

B族维生素。B族维生素有助于将色氨酸转化成让人感觉愉悦的血清素，因而会影响情绪和其他大脑机能。抑郁症和低平的维生素B12、维生素B6和叶酸是紧密联系的。如果你的饮食中B族维生素含量较低，可能需要补充一些营养品。

鱼肝油。鱼肝油是Ω-3脂肪酸的绝佳来源，有助于改善大脑机能，改善情绪。我们从经验中得知，吃鱼肝油能帮助提升情绪。

镁。你可以把镁称为"自然的冷静药丸"。这是一种缓解焦虑和抑郁症的传统药方。镁有助于细胞和骨骼健康，有助于促进整个身体内部的化学反应。据说缺少镁元素会导致更严重的抑郁，以及诸如肌肉紧张和头痛等身体不适症状。含镁的营养补品对抑郁症有所帮助。

维生素D。维生素D最为人熟知的作用是有益于骨骼健康，但抑郁症也与维生素D的缺少有关。因为维生素D只存在于很少的食物中，人体需要的大部分维生素D通过晒太阳获得。然而，正如你所知，我们一定要注意不要在太阳下暴露太久，所以我们需要摄入维生素D营养品。事实上，维生素D营养品通常被用来治疗中度抑郁症。你可以在很多药店里找到维生素D营养品，或者可以遵从医嘱服用更多剂量的维生素D。

　　你是否已经试过这些补品？试过的是哪一种呢？是否注意到在服用补品的过程中感觉好转？如果你还对其中的某种补品好奇，想尝试一下，是哪一种呢？你希望从中获得什么？请在这里写下来：

_____

_____

_____

回顾

但愿你已经学到了关于健康的饮食习惯，可帮助改善情绪的重要的维生素、矿物质和营养品以及坚持常规运动的重要知识。请记住，刚开始实践的时候进展会比较慢，你需要调整自己，这是没关系的。希望你能把我们提到的食物和营养品加入饮食中，吃得健康虽然不能根治抑郁症，但这是保持心理健康的一个至关重要的方面。你现在知道如何健康饮食、照顾好身体了，这从长远来看会有助于抑郁情绪的缓和。这一章给了你什么启发呢？请在这里写下来：

_____

_____

_____

作业

　　这个星期，请在下面横线上记下你所吃的食物。在吃过的食物旁边，简要写下这种食物让你有何种感受。你可能会注意到，不同的食物会对情绪有不同的影响。

_____

_____

_____

　　监控这周的体育锻炼，并记下你是在哪天运动的，做了什么类型的运动以及坚持了多长时间。记下哪一种运动让你感觉最佳，并在以后坚持做这种运动。慢慢你就能看到一个更健康的自己了！

_____

_____

_____

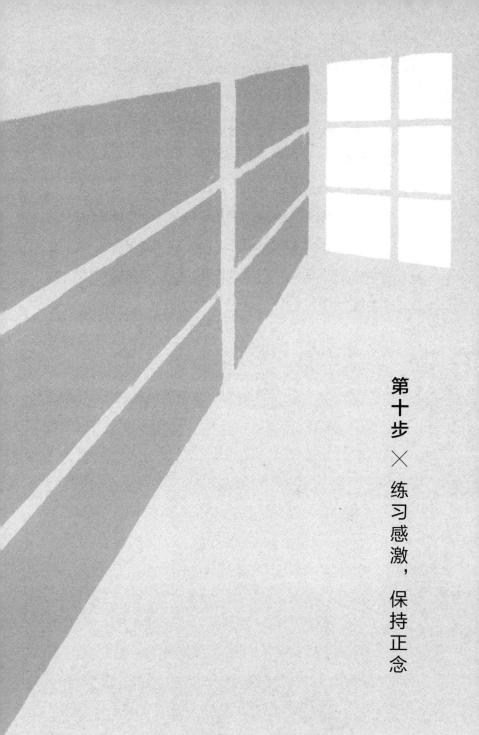

第十步 × 练习感激，保持正念

第十步是对前面所有步骤的一个强力补充。感激拥有的，这样就不至于陷入对缺失的怨怒。感激练习会是令人振奋的、积极的体验。同时，进行正念练习会给你一个专注于当下的机会。如果能够活在当下，你就不会受困于对过去的追悔和对未来的担忧。这些练习能够缓解痛苦，提升情绪，并且能帮你过上更加丰富的生活。让我们来仔细看看能将正念和感激融入日常惯例中的方法。

感激练习

所谓的感激，指的是感谢你所拥有的东西（有形和无形）以及所经历过的事。感激练习是让你不再对未曾拥有的东西耿耿于怀。如果真正做到对生命中的某些事情或某个人心生感激，你会发现自己感觉更快乐了一些。通过定期练习找到心怀感激的事物（如细数你所遇到的幸事），你会有越来越多的豁达感，进而产生同情和善意。也许你会发现自己对别人的帮助更为感激，甚至还会发现别人其实也很善良。

日常练习的建议

不知道从何下手？下面是主动练习感激的一些方法。尝试一段时间，这些方法可能会成为你的第二天性（长期习惯）：

坚持写感激日记

用一本空白的笔记本简要记下你所感激的事。其实在第五步列出感激的10件事时，你早就开启这个过程了。考虑为此专门买一个笔记本或日记本，从写下每天让你心怀感激的一件事开始。你可以时不时回顾一下前面写过的内容，以提醒自己哪些积极的事存在于生活当中。

定期告诉某个人你为何感谢他

谁不喜欢听别人说自己的好话呢？所以偶尔抽点时间给喜欢的人打个电话，与其分享他是如何给你带来快乐的。这会让你感到开心，也会让电话那头的人觉得那一天很美好。同时，你还可以对同事、给你提供帮助的售货员、手艺高超的咖啡师等人表达感谢。

从小事开始

想一些让你感到开心的小事，哪怕只是片刻的欢愉，也对此心怀感激。例如，莎拉在抑郁时，会提醒自己去想一些心怀感激的小事。如果一大早就躺在床上忧心忡忡，她会让自己想到喝第一杯咖啡时是多么开心。莎拉为这样的经历而心存感激，然后从被窝里爬出来，奖励自己一杯咖啡。

找到一些期待发生的事

期待某事发生，比如欣喜地期待一个即将到来的假期，但是也不一定是假期这样大的级别。可能你期待的是今晚能看到最喜欢的电视节目，或找到一本喜欢的新书。也许是和一个朋友或家人共聚。也许是约定去做个美甲。现在没有任何计划？你可以做个计划，找一些有趣的事期待一下——并为此心存感激。

列出5~10个你接下来几天为了练习感激而要采取的行动。是否包括写一篇感激日记？给某个人打电话？去大自然中散个步？无论这些行动是大是小都没有关系，只管把它们写在你的清单中。这些行动是重要的，你也一样——这就是你心存感激的事。

当心存感激时，我们的身体是知道的！研究表明，如果我们专注于一些感激的感情，神经系统中分管稳定情绪的系统（副交感神经系统）就被激活了，能降低体内皮质醇的水平，提高"快乐"催产素的水平。

感激当下

如果此刻感到抑郁，需要一个推力让你度过那极其艰难的一刻，请发挥你的感激力。下面是几个即兴的办法。

你是否感到疲惫且痛苦？从身上找到一片感觉舒服的区域。即使只是鼻尖，也请你把注意力集中在那里。想想这个部位给你带来的所有感受，然后说声"谢谢"。

回忆你做过或别人对你做过的一件善事，无论事情大小。让自己在那种仁爱的感觉中沉浸一会儿，对世间的这种善良心存感激。

找到你引以为豪的有成就感的事情。这可能是早上从床上爬起来，洗个车，做顿晚饭——无论是什么，要承认你完成这个任务的能力。我们总是强调那些难以做到的事情。现在，应该对你已经做成的事情心存感激。（莎拉在写这一章的时候，想起的是写到这本书的第十步了。这让她感到非常开心！）

正念

　　正念是让你学会不做任何评判地活在当下。你不再陷入对过去或未来的忧虑之中，而是此时此刻就在这里，观察到什么样子就是什么样子，而不是你想要变成的样子。你意识到心里飘过的想法和身体上的感觉，但并不做消极的或积极的评判，也不加以分析，只是觉知，任其来去。你在这里，呼吸、静坐、站立或躺下。在练习正念的时候，你感觉到感受，思考着想法，不对它们附加任何评判，只是让它们呈现本来的样子。

　　你此刻感觉如何呢？请将你的感受写在这里：

_____

_____

　　你现在有什么想法？请写出你的部分想法：

_____

_____

不做评判是关键

无论此刻你有什么感受或想法，它们都是无关紧要的。试着不要去评判你的想法或感受，也不要因为自己有这些想法或感受而去评判自己。没有必要为此感到羞愧。

正念练习的一个关键点是把评判放在一边。你的想法和感受就在这里，所以与其让它们变成不一样的东西，不如让它们保持本来的样子。如果不试图去对抗它们，那么你就有机会用本书的技巧更好地处理自己的感受和想法。请对自己能努力做到这一点而感激，然后持续练习。

回顾你在前面的练习中写下的思绪和感受。以不评判的态度，坐着看所写的那些词汇，看1分钟。然后用计时器设置5分钟提醒。闭上眼睛，练习下面描述的正念技巧。保持觉察、呼吸，然后感受。

在做正念的时候，念头会出现在脑海中，没关系，让它们存在。时间到了，睁开眼睛。

你此刻感觉如何？请将感受写下来：

_____

_____

_____

快速练习正念的技巧

保持清醒。觉知此刻的想法和感受。

呼吸。把注意力放在呼吸上。

感受。留意正感受到的身体和心理上的感觉。

此刻你正在想什么？请写在下面：

_____

_____

_____

现在你有两套想法了，请对比一下。

有什么明显的不同吗？这个问题没有正确答案。

正念的力量及其与认知行为疗法的结合

认知行为疗法和正念都能帮助你更加清楚心里在想什么，因此这两种方法可以很好地结合。

正念冥想与认知行为疗法一起使用，能够增强重新审视和挑战问题想法的能力，并且提供如何处理这些想法的方案——从观察到顺其自然，到重新审视和挑战。正如你所知，消极思维很常见（尤其是抑郁的时候），但它们抵不过这两种强有力的方法。

无论抑郁症是否发作，将认知行为疗法和正念融入日常生活中，会给你带来很多帮助。

看看前面两个练习中写下的想法。从中选一个消极想法。你应该已经熟悉如何使用思维记录表了，但这次你要在练习正念的同时来填这个表。现在，请在下面的思维记录表中写上你的消极想法。

用不附加评判的正念技巧

坐下看着表格中的这个消极思维，持续一会儿。在你对这个思维做任何处理之前，先吸气，再呼气。把这个思维从自己身上分离出来。如果你的身体上有任何感觉产生，没关系，就让它们产生。

花点时间让这个想法停下来，看看它的感受是否还那么强烈，是否还占据你思想的中心位置，或你是否能从中分离出来，让它像天上的云一样轻轻飘过？如果能做到，恭喜你！你的目标达成了。无须再做什么。如果你还做不到，可以重复练习正念的技巧，再观察这次会发生什么。或者，你可以看看自己的想法中有什么认知扭曲（回顾温习第二步中的相关内容），然后完成思维记录表格，处理这个消极想法。

表10-1　思维记录表

情境：		
情绪：		
负性自动思维：	支持这个想法的证据：	不支持这个想法的证据：

替代的思维：
情绪：

　　从现在开始，当出现消极思维（或消极感受/感觉）时，你有两种选择：（1）通过填写思维记录表来对抗它们；（2）集中注意力观察它们而不加评判，就把它们看成此刻的组成部分来体验。当把感激和正念融入生活，你就会发现一些好处（刚开始的时候是缓慢出现的，但后面会继续增多）。思维记录表将是回顾这些经历的最佳方式，看看你已经走了多远。

　　下面的表格可以帮你了解正念是如何改善抑郁的。

表 10-2　思维记录表

情境：		
情绪：		
负性自动思维：	支持这个想法的证据：	不支持这个想法的证据：

替代的思维：
情绪：

正念冥想

  莎拉在高中的时候，与焦虑和严重的抑郁症抗争，她的妈妈建议她试试正念冥想法。妈妈推荐了由科学家、作家和冥想师乔·卡巴－金（Jon Kabat-Zinn）博士指导的冥想。卡巴－金博士在马萨诸塞大学医学中心（University of Massachusetts Medical Center）开发了一套以正念为基础的减压项目（Mindfulness-Based Stress Reduction Program），并成立"医学、健康和社会正念中心"（the Center for Mindfulness in Medicine, Health Care, and Society）。卡巴－金博士的冥想法改变了莎拉的生活。当她冥想时能够照顾自己的感受，观察当下的想法，感觉比过去更加放松了。

  "在所有有目的而系统化的人类活动中，只有冥想从本质上来说不是要提升自己，也不是为了带来任何结果，而仅仅是为了觉知你当下的所在。"

——乔·卡巴－金

正念的五个好处

缓解压力。正念让身心都平静下来。如果你现在感到焦虑，一次正念冥想练习可以把身心带入一个比较平静的状态。

增强注意力。正念可以提高专注的能力。正念冥想练习得越多，你的注意力就会越集中。

支持创造力。正念帮助我们认识到消极思维会遏制创新思维。把那些消极思维清除后，你就能把更多精力放在创意方面。

提高情商。情商是我们恰当地认知并回应自己及他人的感受的能力，并且用洞察力指导我们的行为和思想。

正念有助于我们更好地理解自己的行为，以及更恰当地去处理复杂的社会交往。

激发善良和热情。《福布斯》官网上援引过哈佛大学的一项研究：练习正念的人与没有练习正念的人相比，他们身上的宽容和热情一般高50%。

"我们的心智影响着大脑的关键活动，而大脑的关键活动又影响着一切；感知、认知、思想和情感、人际关系；它们都是你不同方面的投射。"

——迪帕克·乔普拉（Deepak Chopra）[1]

---

[1] 印度裔美国作家，替代医学倡导者。

因为我们极力推荐正念冥想，你可以选择跟着一个向导练习，也可以自行练习。

很多书和资料都有介绍练习冥想的内容。我们这里收录了一套简单的正念冥想方法，你可以现在就试试（或在任何想尝试的时间）：

在可以独处且不被打扰的时候，抽出30分钟的时间。（请把手机拿开！）选一个让你感觉温暖和安全的空间来做这个练习。身上穿的衣服要尽量宽松而舒适。准备好了吗？跟着下面10个步骤一起来练习正念吧！

1. 找一个舒服的姿势。可以在垫子上或在床上平躺——只要是感觉最放松的地方就行。闭上眼睛，透过鼻子深深吸气。停留五秒钟。然后完全呼气。

2. 把注意力集中在呼吸上一会儿。这是一个美丽的馈赠。通过鼻子慢慢吸气，然后透过嘴巴慢慢呼出。随着每次呼气，让你的身体感觉越来越下沉。

3. 注意脚。你的双脚有什么感觉？刺痛、冰凉，还是暖意？如果什么感觉都没有，很好。让脚后跟也感觉下沉。

4. 注意腿。你的双腿有什么感觉？当你吸气、呼气时，感受双腿变得越来越重。当转移注意力时，你的腿就会放松到更深层次的状态。

5. 现在把你的注意力集中到你的胃。当吸气时，感受你的膈膜扩大，呼气时，膈膜释放出气体。放松你胃部的肌肉，在每次呼吸时感受它们变得柔软。

6. 把注意力转移到手上。吸气时紧握成拳头，呼气时完全放松。感受它们逐渐变重。

7. 把注意力转到手臂上。你的手臂上有什么感觉？吸气时轻轻抬起肩膀，然后在呼气时放下，让手臂进入更加放松和静止的状态。

8. 现在注意喉咙。如果那里有任何紧张感，吸气，呼气，然后放松。

9. 把注意力转移到下巴。吸气时，请注意那块区域是否有紧张感。呼气时让下巴松弛和放松。感受整个面部变得柔软。

10. 深吸一口气，注意整个身体。此刻是什么感受？呼气时，让身体更深地下沉。感受整个身体的松弛和放松。你身处这一刻，完全依靠身体。你是安全的，你是被爱的。吸气时，你可以想："我是安全的。"呼气时，你可以想："我是被爱的。"

这种全身的练习让你感觉如何？

请在下面写下做这套正念冥想练习时的想法、感受或身体感觉：

_____

_____

_____

正念觉知

冥想对于你而言有挑战性吗？

这里有另一个练习，你可以试试，练习会让你变得更专注。它被称为"正念觉知"（Mindful Observation）。你可以在家里、通勤路上，或走在街上时做这个练习。跟着下面四个步骤来：

1. 无论在什么地方，选择一个专注对象。可以是一页纸、一片草坪，或是天上的一朵云。对象是什么不重要，你只是把它当成一个焦点。现在，请把注意力集中在这个对象上一分钟。

2. 观察对象在其所处环境中的状态。在观察对象或静或动的状态时试着放松自己。可能你在观察时，它一动不动，也有可能正在风中摇动。

3. 现在，像从未见过这个对象那样去观察它。从各个角度去看它，探索它身上错综复杂的细节。你注意到了什么呢？是否有什么特点或色彩？有什么值得记录的吗？

4. 反思对象在世上的意义是什么。它有什么作用？

如果你的念头奔腾不息，导致无法集中注意力，上面是一个可以让你的大脑清零的好办法。你现在感觉更专注了吗？思维是否更清晰了？上面的方法对你有效吗？这个练习让你感受如何？你选择了什么观察物？你有什么想要分享的吗？

请在下面把你对这些问题的思考写下来：

在练习正念和冥想时，大脑走神是很正常的。这是人之常情！走神的时候，把注意力拉回当下就行了——就像平时需要做的那样。

回顾

　　我们希望你有机会练习感激和正念，这样你就能亲眼看到这个方法在生活中如何帮助你。根据这一章的内容信息，你已经掌握了在任何地点、任何时间做这两个练习的技巧方法。在需要快速提升积极性的时候，你可以回顾一下这些方法，并将它们跟认知行为疗法的技巧一起融入日常生活中——这是一种强有力的结合！你没有必要去忧虑过去发生的或即将发生的事，只需活在当下就好。对此刻正在呼吸这件奇妙的事实而心存感激。这一章的内容给了你什么启发？请在下面写一写：

_____

_____

_____

作业

如果你还没有开始写感激日记，就从这个星期开始写吧。每天从状态最好的时间里抽出5~10分钟来写，至少写一件让你感激的事，或者你想要写更多，就尽情地写！一周结束时，请想想这个练习给你带来了什么样的感受，写在下方：

_____

_____

_____

总结　让这个疗法奏效

　　莎拉一向不擅长总结陈词。因此，让我们不要把这一章当成终点，而是当作一个开始——一个朝着更美好生活前进的开始。如果你想从这本书中有所收获的话，我们希望你收获的是：通过这十步方法，你能够驱散抑郁。你可能会有被所学知识淹没的感觉，但是可以在需要的时候复习书中的任何部分。

　　抑郁会发生，但那不应意味着你有什么"问题"。感到沮丧也好，茫然不知所措也好，这些都不是什么大不了的问题。这就是需要这本书的原因。即使在想要放弃的时候，也要给你一些可行的步骤帮你走出黑暗时期。抑郁让你感觉没有任何出路，但那是一种曲解。

　　这本指南书中的认知行为疗法、正念，以及其他策略方法，你练习得越多，就越会认出一些认知扭曲的本质，然后去重塑这些认知，从而减轻抑郁。改变消极思维模式是极具挑战性的，但这个目标是有可能实现的，你有这种能力。现在有了为自己设定目标的工具，而当你坚持完成多个关键节点的目标并对自己负责时，你就能够完成设定的目标。如果目标是感觉更好一些，这时候你就知道怎么让它实现了。

请记住，有时候抑郁是阴险的、狡猾的。如果你意识到自己突然处于抑郁中，而且没意识到它的到来，请不要苛责自己。这就是抑郁症，它不会给你预警，只会出现并期待你把它藏起来。如果你发现变化，你可以时不时用抑郁症筛查量表测试看看自己属于哪个抑郁等级。记住最重要的一点，并不是你"让自己抑郁"。而且在抑郁时，你并不虚弱也不疯狂。对患有抑郁症的人，社会普遍存在一种污名——认为他们"刻意引人注目"或"故意抑郁"。这根本是不对的，我们想让你知道，并不是你给自己招来了抑郁症。

我们希望你能享受练习认知行为疗法的技巧。它已被证明是针对抑郁症治疗的有效疗法，它能帮助你应对那些具有挑战性的生活经历。在生活中你难免会冒出一些自动思维，然而运用学到的认知行为疗法的技巧，你可以通过创建一个思维记录表，辨识出那是扭曲的认知在作祟并且控制了你的思维及感受。思维记录表或许是本书中最有用的方法。坚持用思维记录表格解决问题，你就会发现自己能自动辨识那些认知扭曲，并将之重塑为中肯、理性的思维。结果是你不太可能陷入特定的抑郁，更多的是感受到心理上的整体平衡。你的整体情绪以及应对生活挑战的方式都会有明显的变化。

你可以让这个疗法在你身上奏效。没有必要在采取行动方面拖延。即使你不想做这本指南书中的练习，也不要拖延，以任何喜欢的方式做都行。我们知道你想要好受一些。你没有必要事事尽善尽美。

当我们害怕前进的时候，拖延症就出现了，但这没什么可怕的。前方道路的终点总会有曙光。害怕是生命中自然存在的一部分，但没有必要让恐惧支配你的生活。现在有面对恐惧的一些策略了，你知道当直面恐惧时自己会获得自信。当你认为自己做不到某件事的时候，你可以专注地观察那个想法，同时选择克服恐惧，无论如何都要做到那件事。换句话说，你可以选择继续前进，即使大脑告诉你无法做到。

健康的生活方式，包括良好的饮食习惯和定期运动，会改善你的心情以及整体的生活质量。如果你有一个健康的身体，你心理上就会感觉良好。你不需要变身成为一个健身控。从坚持几天快步走开始，然后在此基础上养成自己的新习惯。而且当你在培养新习惯的同时，还应结合正念练习，让大脑也得到锻炼。训练正念和练习感激对驱散抑郁症是非常有帮助的。当你感到抑郁时，可能很难待在当下那个时刻，也很难对那个时刻心存感激。这时候，正念能帮助我们对此时此地保持开放、留意和专注。它让你学着对自己的思维、感受和感觉保持清醒的觉知，而不去评判它们。写感恩日记可以提醒你生命中拥有很多美好的事情，帮助自己更加乐观和积极向上。乐观和积极向上的感受则可以帮助你走出抑郁。

请记住，希望仍在。希望是让我们继续前进的动力。你可能感到抑郁，但在黑暗中你要知道有希望的曙光。你目前或许还无法看到事情的结果，但将来会见证的。如果你现在感觉极其抑郁，要提醒自己，会有解决办法的，只是还没有找到而已。有时候解决办法不是显而易见的，但如果你继续前进，继续寻找解决问题的方法，终究会找到的。如果这本书里的方法没有让你获得理想的结果，或你的症状恶化了，记得要去寻求专业的帮助。

我们真诚地希望你能从这本指南书中收获良多。在写这本书的过程中，莎拉想起了很多在她与抑郁症抗争时带来帮助的事情。在回顾所有应对抑郁症的方法时，我们感到了真正的希望。我们想将这一份希望留给你。让我们花点时间，闭上眼，深吸气，在呼气时说一句："感谢你。"

感谢你阅读这本书。感谢与我们一同度过这段旅程。我们祝福你在经历抑郁之后收获平静和康复。你比你想象中的还要强大。